ESSAI
MÉDICAL
SUR
LES VAISSEAUX
LYMPHATIQUES, &c.

AVEC les moyens de prévenir les effets des substances venimeuses, comme la salive du Chien enragé, le venin de la Vipere, le Virus vénérien, &c. &c.

A TURIN,

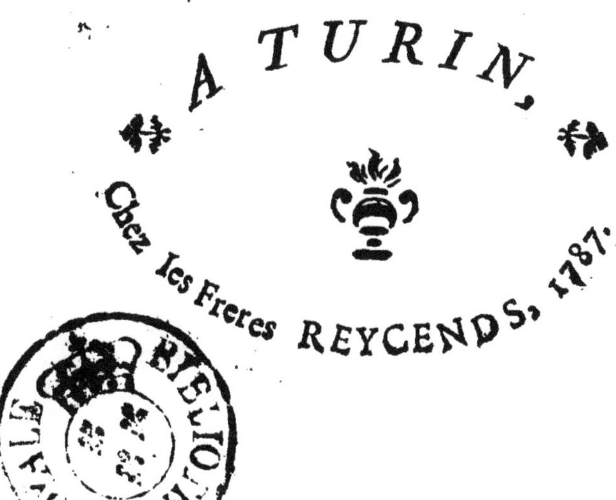

Chez les Freres REYCENDS, 1787.

A MONSIEUR

ASSALINI,

PREMIER MÉDECIN

de Son-Altesse Sérénissime

LA DUCHESSE DE MODENE,

REGGIO MARLA CARARA,

&c. &c. &c.

MON très-cher & respectable Pere,

LORSQUE j'ai été, suivant vos conseils, à Pavie, pour être du nombre des disciples du célebre Médecin de Lausanne, j'y ai admiré

a ij

les belles préparations anatomiques dont M. Rezzia *avoit enrichi le cabinet de cette université. Ce Professeur m'invita à assister aux tentatives qu'il se proposoit de faire pour injecter les vaisseaux lymphatiques dans différentes parties du corps. Né avec cet œil & cette adresse nécessaires à l'anatomiste, il y parvint avec assez de facilité. Avant mon départ de l'Italie, je vis encore les travaux de* M. Scarpa *sur cette branche de l'anatomie. Un aussi grand nombre de vaisseaux lymphatiques, découverts depuis peu de temps, me parut devoir jouer un grand rôle dans l'économie animale, & je conçus dès ce moment qu'un médecin pourroit en tirer de grandes lumieres pour la physiologie & pour la pathologie.*

Mon voyage en Angleterre & en France, me facilita les moyens d'approfondir ces idées, & dans mes momens de loisir, j'ai tâché de réunir des faits relatifs à l'usage & aux maladies de ces vaisseaux. J'ai eu plusieurs occasions favorables pour constater ces faits, & pour en tirer différentes inductions qui me semblent très-utiles & même nécessaires pour exercer l'art auquel je me suis destiné. C'est à votre jugement, mon très-cher Pere, que je les soumets. J'espere trouver en vous un juge aussi indulgent que vous êtes Pere chéri.

Je suis & serai toute ma vie, avec le plus profond respect & la plus vive reconnoissance,

*Votre très-humble
& très-obéissant
Fils.*

INTRODUCTION.

LA vie consiste dans la faculté d'exercer les actions & les fonctions qui tendent à conserver l'existence du corps. La *santé* consiste dans la juste marche & dans l'équilibre de ces actions & fonctions : je ne m'arrêterai pas ici à chercher la cause qui les excite & les conserve. Je me contenterai d'observer ce qui commence à paroître dans l'embryon. C'est un point saillant, *punctum saliens*, que l'on remarque dans la région du cœur. Il paroît que par l'action répétée & continuelle de cette partie, toutes les autres, moins propres à réagir, prêtent & se développent peu à peu; une fois développées, elles se nourrissent & continuent à croître plusieurs années. Elles se conservent après dans le même état pendant un temps plus ou moins long; celui-ci passé, vient cet état de vieillesse qui mene à la mort, d'autant plus lentement que l'action des solides se conserve plus long-temps.

POUR que les solides pussent retenir cette faculté, il falloit que ces parties fussent nourries & renouvellées. Cet effet est produit par la circulation d'un fluide aqueux, saturé, pour ainsi dire, de parties gélatineuses, terreuses & de globules rouges : on voit ce fluide, c'est-à-dire, le sang, partir du cœur pour aller dans l'aorte, & passer par ses ramifications jusqu'aux dernieres extrêmités du corps : après avoir fourni aux sécrétions, aux excrétions, & à la nutrition, on le voit entrer dans les extrémités capillaires des veines, lesquelles se réunissant peu à peu en rameaux plus grands, aboutissent enfin à deux gros troncs que l'on appelle veines caves; c'est par ces vaisseaux que le sang passe pour retourner au cœur, & recommencer la même route; ce qu'on appelle *circulation du sang.*

UNE pareille action & un semblable mouvement ainsi continués, ne peuvent que causer des pertes considérables, qui ont conséquemment besoin d'être réparées.

L'EMBRYON, pendant 9 mois, paroît absorber par les racines du placenta, une lymphe nutritive qui lui vient de la mere, mêlée avec le ſang qui ſe porte à ce viſcere.

DANS les premiers temps de la groſſeſſe, l'on obſerve que la matrice s'engorge & devient plus dure ; ſa ſurface interne paroît légérement enflammée.

HALLER & pluſieurs autres l'ont obſervé ainſi dans les animaux. Les vaiſſeaux irrités & légérement engorgés, doivent par conſéquent changer de maniere d'agir, & donner lieu à la filtration d'une liqueur plus élaborée, plus perméable, telle que la lymphe coagulable du ſang. Cette partie eſt ordinairement plus abondante dans la groſſeſſe ; ce qui paroît par l'obſervation du ſang que l'on tire aux femmes groſſes, dont la ſuperficie eſt ordinairement recouverte d'une ſubſtance lymphatique ſemblable à une gelée. La lymphe nutritive, qui de la mere doit paſſer à l'enfant, ne ſera pas ſeulement élaborée dans les vaiſſeaux de la matrice, mais elle le ſera encore lorſqu'elle parcourra la ſubſtance du placenta utérin & fœtal; ainſi travaillée, elle ſera priſe par les racines de la veine ombilicale, qui la portera enfin au fœtus, chez qui elle doit encore ſubir de nouvelles élaborations, comme nous le verrons en parlant de l'uſage des glandes lymphatiques. Lorſque l'enfant eſt ſorti de la matrice, & que le cordon ombilical a été coupé, toute communication étant détruite entre la mere & lui, il faut qu'il trouve ailleurs des ſubſtances propres à le nourrir, à le faire croître, & à conserver son existence; c'est dans le lait de la mere ou de la nourrice, que l'enfant trouve l'aliment le plus analogue à celui qu'il recevoit auparavant.

Ce lait sucé par la bouche de l'enfant, passe dans son estomac & dans le duodenum, où il est digéré & converti en chyle, qui est absorbé par les extrémités des vaisseaux lactés ouverts dans ces parties; & après avoir été filtré dans les glandes du mésentere, il est versé par le canal thorachique dans le torrent de la circulation. On voit donc dans les vaisseaux lactés la source continuelle qui fournit au sang les substances propres à réparer les pertes journalieres.

Toutes les parties du corps, soit

molles, ſoit oſſeuſes, & les fluides exiſtans dans les différentes cavités, doivent continuellement être renouvellées; pour cela, de nouvelles molecules fournies par la nutrition, prennent la place de celles qui, n'étant plus propres à remplir leur deſtination, étant priſes par les vaiſſeaux lymphatiques & rapportées dans le torrent de la circulation, ſeront amenées aux différens organes excrétoires, pour être expulſées hors du corps.

ON a cru pendant long-temps que les veines étoient les organes deſtinés à cette réſobtion; mais on a prouvé par de faits convaincans, que ce ne ſont pas elles qui réſorbent, mais un autre ſyſtême de vaiſſeaux particuliers, & que l'on nomme ſyſtême lymphatique.

La nutrition doit être toujours proportionnée aux pertes que la machine animale éprouve ; c'eſt cet équilibre qui conſtitue l'état de ſanté : car ſi l'on perd plus qu'on ne gagne par la nutrition, il s'en ſuit néceſſairement la perte de l'embonpoint, la conſomption & la mort. Si, au contraire, on gagne plus que l'on ne perd, le corps ſera comme accablé par un excès de ſuc nourricier, qui ſera la ſource de différentes maladies, comme nous verrons dans cet Eſſai.

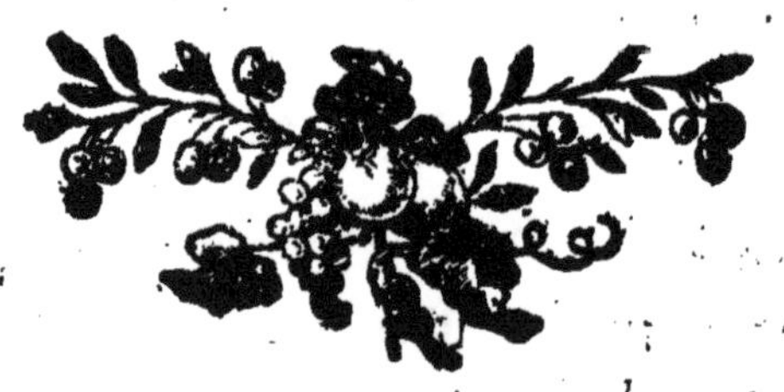

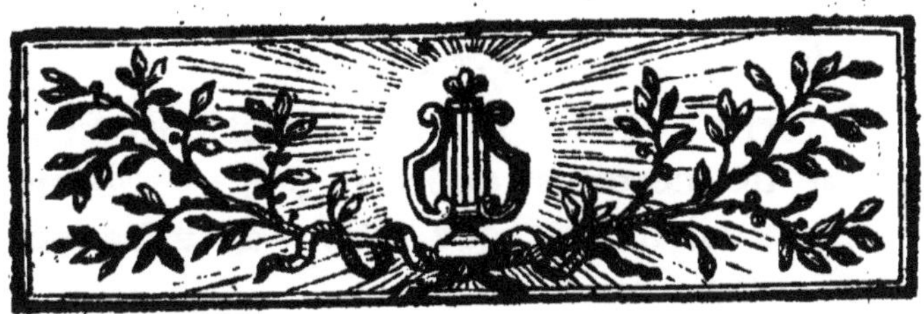

ESSAI MÉDICAL SUR LES VAISSEAUX LYMPHATIQUES, &c.

ANGÉIOLOGIE

Lactée & lymphatique.

LA figure des vaiſſeaux lactés & & des vaiſſeaux lymphatiques, eſt différente de celle des vaiſſeaux ſanguins d'un égal diametre. Les vaiſſeaux lactés & lymphatiques ſemblent étranglés par des nœuds qui ſont plus ou moins éloignés entr'eux; ce qu'on ne remarque pas dans les vaiſſeaux ſanguins. Les nœuds dépendent de la tunique interne, qui se prolonge intérieurement en de certains endroits, & y forme des valvules, que l'on a appellées *semilunaires*.

CES valvules, dans les vaisseaux lymphatiques, sont très-fréquentes & uniques; plus rares dans les vaisseaux lactés, elles y sont distribuées par paires, & disposées de maniere qu'elles empêchent le chyle & la lymphe de rétrograder.

HALLER, & plusieurs autres anatomistes ont reconnu dans les vaisseaux lactés & lymphatiques, autant de tuniques que l'on en rencontre dans les veines. *M. Scheldon* a trouvé dans le conduit thorachique d'un cheval, des fibres musculaires blanches; les unes longitudinales, & les autres circulaires; & il croit, avec plusieurs autres anatomistes, à l'existence de ces fibres musculaires dans tous les vaisseaux lactés & lymphatiques du corps.

LES vaisseaux lymphatiques & les lactés sont d'un diametre plus grand près de leur insertion, que près de leur origine; leur calibre n'augmente pas uniformément, parce que souvent les troncs qui vont se rendre dans des glandes, se divisent & se subdivisent; puis ils se réunissent pour former encore un seul ou plusieurs troncs. Malgré cette interruption, les derniers troncs qui aboutissent aux veines sous-clavieres, sont les plus grands. Tel est le grand tronc lymphatique droit, & le canal thorachique.

Le diametre du canal thorachique est comparé à celui d'une grosse paille. Il est différent dans les divers sujets, & dans le même il est rarement uniforme. Les vaisseaux lactés & les vaisseaux lymphatiques sont d'un diametre plus petit que le canal thorachique. Ces vaisseaux lactés ont des veines, des arteres, des nerfs, & même des vaisseaux lymphatiques. J'ai vu ces vaisseaux sanguins injectés, & j'ai vu aussi un vaisseau lymphatique du conduit thorachique, injecté de mercure.

Les injections prouvent que le nombre des vaisseaux lymphatiques est plus grand que celui des vaisseaux sanguins. J'ai vu plusieurs portions d'intestins de différens animaux, & sur-tout de la tortue, dont les vaisseaux lymphatiques, injectés de mercure, paroissent former un tissu semblable à celui d'une toile d'argent : l'on voit de pareilles injections dans le cabinet de l'école royale vétérinaire de Charenton.

LES vaisseaux lactés tirent leur origine des parois internes des intestins unis à des vaisseaux sanguins & à des nerfs, ils forment, à l'aide du tissu cellulaire, les glandes du mésentere; ils se réunissent dans différens troncs, dont le plus grand nombre se prolonge jusqu'au réservoir de Pecquet, ou jusqu'au canal thorachique, & les autres jusqu'au grand tronc lymphatique droit.

LE réservoir de Pecquet, qu'on appelle aussi la citerne lombaire, se trouve ordinairement sur la premiere vertebre des lombes, & constitue l'origine du canal thorachique. En effet, ce canal partant de ce point, & se rétrécissant un peu, monte parallelement aux vertebres dorsales, traverse le diaphragme, entre l'appendice droite & l'aorte; il entre dans le thorax & se porte ensuite jusqu'à la cinquieme vertebre dorsale. De là, il se dirige obliquement vers le côté gauche de l'œsophage; à la hauteur de la premiere & seconde vertebre dorsale, il se courbe & reçoit un grand tronc lymphatique qui vient des glandes du cou du même côté. Il continue son cours vers la veine jugulaire interne, derriere laquelle en descendant, il entre immédiatement dans la partie supérieure & postérieure de la veine sous-claviere gauche; derriere la jugulaire interne, il s'y prolonge un peu & y forme une valvule semilunaire.

On a observé le canal thorachique se porter à droite, & s'insérer dans la veine sous-claviere du même côté ou dans la veine azygos. Il est moins rare de le rencontrer divisé en deux troncs, & se porter l'un à gauche & l'autre à droite. Quelquefois on le trouve divisé en trois branches, qui vont s'insérer séparément dans la veine sous-claviere gauche. Mais le plus souvent ces branches se réunissent en un seul tronc qui va s'ouvrir dans la même veine. Le grand tronc lymphatique droit se termine dans la veine sous-claviere du même côté, de la même maniere que le canal thorachique. En parlant des vaisseaux lymphatiques du côté droit, nous verrons son origine & sa direction. Les vaisseaux lymphatiques de toutes les parties du corps aboutissent au réservoir de Pecquet, au canal thorachique ou au grand tronc lymphatique droit.

Les vaisseaux lymphatiques naissent de presque tous les points du tissu cellulaire qui environne ou entre dans la composition des parties, soit molles, soit osseuses. Ces vaisseaux suivent ordinairement les veines. Il y en a de profonds & de superficiels ; les uns & les autres se divisent & se subdivisent en différens rameaux, qui communiquent entr'eux ; souvent avant d'entrer dans une glande, ils se divisent en différentes branches qui se portent à une seule ou à différentes glandes ; souvent ils sortent d'une glande pour entrer dans une autre : c'est alors qu'on les nomme du second genre, du troisieme & du quatrieme lorsqu'ils ont passé par trois ou quatre glandes.

Les vaisseaux lymphatiques superficiels des extrémités inférieures, suivent ordinairement cette route ; des doigts du pied, ils se dirigent vers le métatarse & le tibia, pour gagner la partie interne du genou & du fémur, & aller s'insérer dans les glandes inguinales, d'où ils sortent pour aller se rendre au réservoir de Pecquet.

LES vaisseaux lymphatiques profonds des mêmes extrémités, naissent de la partie interne du pied, & suivent le trajet des vaisseaux sanguins ; une partie aboutit aux glandes inguinales, & l'autre entre dans le bassin au dessous du ligament de Poupart ; les uns & les autres se continuent jusqu'au réservoir de Pecquet.

LES vaisseaux lymphatiques superficiels des extrémités supérieures, se prolongent depuis les doigts & la partie externe de la main jusqu'aux glandes axillaires ; quelques vaisseaux lymphatiques de la paume de la main, aboutissent aux glandes du thorax, situées sous le sternum.

LES vaisseaux lymphatiques profonds des mêmes extrémités, tirent leur origine de la partie interne des mains, suivant le trajet des vaisseaux, & aboutissent en grande partie aux glandes axillaires ; les autres se portent aux glandes situées sous le sternum.

QUANT aux vaisseaux lymphatiques du tronc, les cruraux, ceux des aines & des visceres de l'abdomen s'inserent communément dans cette partie du canal thorachique, que l'on appelle le réservoir de Pecquet. Ceux du côté gauche du thorax & des parties qu'il contient, vont s'insérer dans le canal thorachique. Les vaisseaux lymphatiques qui viennent des glandes axillaires du côté gauche, ainsi que ceux de la partie gauche de la tête & du cou, après s'être réunis dans un gros tronc, descendent pour se rendre au canal thorachique, à peu de distance de son insertion dans la veine sous-claviere gauche. Ces vaisseaux lymphatiques, qui appartiennent à la partie droite du corps, comme ceux de la tête, du cou, du bras & de la mammelle, ainsi que ceux des parties droites de la glande thyroïde, du poumon, du cœur, du diaphragme & du thorax, & quelques autres venant du foie, s'unissent en un seul tronc, qui se rend dans la sous-claviere droite : c'est le grand tronc lymphatique droit dont nous avons parlé plus haut.

J'AI entendu *M. Cruikshauk* donner le nom de veine cave lymphatique descendante *ou* supérieure au tronc qui descend de la tête, du cou & du bras gauche, pour se rendre au canal thorachique, & nommer ce même canal thorachique, veine cave inférieure *ou* ascendante. Ce professeur, en démontrant les vaisseaux lymphatiques superficiels de la tête & du cou, les appelloit vaisseaux lymphatiques carotidiens temporaux & maxillaires, parce qu'ils suivent les arteres du même nom; & il nommoit *vaisseaux lymphatiques, coronaires, pulmonaires, hépatiques, &c.* ceux du cœur, des poumons, du foie, de la rate, du pancréas, de l'estomac : dans l'exposition qu'il faisoit de ces vaisseaux, on voyoit encore les vaisseaux lymphatiques mammaires, intércostaux, lombaires, les vaisseaux lactés & les vaisseaux lymphatiques des intestins & du mésentere, ainsi que ceux des reins, de la verge, des testicules, de la matrice, & des extrémités, soit supérieures, soit inférieures; ayant pris avec beaucoup d'exactitude, le dessein du sujet sur lequel il faisoit voir la plus grande partie de ces vaisseaux injectés de mercure, il lui donnoit le nom d'*homme lymphatique.*

Il nous reste à remarquer que quelques vaisseaux lactés communiquent avec plusieurs vaisseaux lymphatiques du foie, & qu'une branche assez considérable des vaisseaux lymphatiques de ce viscere, monte le long de son ligament suspenseur, passe dans la cavité de la poitrine, en se portant entre le diaphragme & le sternum, où elle rencontre quelques glandes lymphatiques. Ces vaisseaux se divisent ensuite en différentes branches, dont une partie va aux mammelles, & l'autre immédiatement dans le canal thorachique. *MM. Verner & Seller* nous en ont donné une très-exacte description dans un livre imprimé à Leipsick, qui a pour titre : *Description anatomique & physiologique des vaisseaux lactés & lymphatiques.*

Les vaisseaux lymphatiques superficiels des mammelles se portent aux glandes axillaires superficielles, & les vaisseaux lymphatiques profonds aux glandes axillaires profondes, & à celles qui accompagnent les vaisseaux mammaires internes.

Les vaisseaux lymphatiques superficiels de la verge, & les profonds du vagin, se terminent aux glandes inguinales ; mais les vaisseaux lymphatiques qui sont à la surface de cette partie, passent par l'anneau inguinal & le long des ligamens rouds de la matrice, & vont vent aux glandes lombaires pour continuer leur route jusqu'au canal thorachique.

LES vaisseaux lymphatiques des testicules communiquent avec les vaisseaux lymphatiques des reins ; & selon *M. Sekeldon*, les vaisseaux lymphatiques profonds de ces derniers organes communiquent avec les vaisseaux lymphatiques profonds des premiers, & la même chose se passe à l'égard de ceux qui sont à la surface de ses parties.

LES vaisseaux lymphatiques carotidiens, les temporaux, les maxillaires, ceux du cuir chevelu & ceux du cou, communiquent plus ou moins ensemble.

ON n'a pas encore découvert de vaisseaux ni de glandes lymphatiques dans le placenta, ni dans le cordon ombilical. Je n'en ai pas non plus vu dans le cerveau ni dans les meninges, ni dans la moëlle allongée, ni dans la moëlle épiniere.

M. Masengui dit avoir injecté trois fois quelques-uns des vaisseaux lymphatiques du cerveau dans l'hémisphere, mais qu'il ne les a jamais conduits aux glandes, à cause des extravasations ; les troncs de ces vaisseaux se glissent dans les eſpaces, entre une circonvolution & l'autre, & ils ſont placés dans la ſubſtance de l'arachuoïde : il dit auſſi, avoir vu les vaiſſeaux lymphatiques de la dure-mere, mais ne les avoir pas encore pu injecter. Enfin, il dit avoir injecté des vaiſſeaux lymphatiques qui ſortent du tronc de la jugulaire & du crâne.

DES GLANDES

Lymphatiques.

Les glandes lymphatiques ſont formées de vaiſſeaux lymphatiques, de vaiſſeaux ſanguins, & de nerfs entrelacés & ſoutenus par un tiſſu cellulaire ; elles varient dans leur figure & dans leur volume : il y en a d'internes & d'externes, & ſelon la diverſité des parties dans laquelle on les rencontre, elles prennent un nom différent.

On ne trouve pas des glandes lymphatiques par-tout où il y a des vaiſſeaux lymphatiques ; mais il y a des vaiſſeaux par-tout où il y a des glandes du même nom. Chez le fœtus où ſe trouve un très-grand nombre de ces glandes, elles ſont, proportion gardée, plus volumineuſes que dans l'adulte ; chez lui, elles ſont, auſſi très-molles & remplies d'un fluide particulier. La glande thymus, qui eſt de ce genre, nous en offre un exemple convaincant.

On a divisé les glandes lymphatiques en différens genres, comme on a fait à l'égard des vaisseaux, soit lactés, soit lymphatiques.

Tels sont les faits qui m'ont paru les plus dignes de remarque pour entrer dans l'examen des usages & des maladies de ces vaisseaux.

USAGE

Des vaisseaux lactés, des vaisseaux lymphatiques & des glandes du même nom.

LES vaisseaux lactés & les vaisseaux lymphatiques sont destinés à l'absorbtion & à la résorbtion. C'est d'après cela que je les appelle vaisseaux absorbans & vaisseaux résorbans.

PAR vaisseaux absorbans, j'entends ces vaisseaux qui tirent leur origine des intestins appellés par *Aselius*, vaisseaux lactés.

PAR vaisseaux résorbans, j'entends les vaisseaux lymphatiques qui tirent leur origine des différentes parties du corps, comme nous avons vu ci-devant.

UNE quantité aussi considérable de vaisseaux lactés & lymphatiques, que celle que l'on observe dans le corps humain, doit remplir une fonction bien essentielle dans l'économie animale ; en effet, ce sont eux qui absorbent le chyle, la lymphe, & toutes les substances animales qui sont renouvellées par la nutrition; ces substances une fois absorbées, remplissent d'autres usages, ou sont portées à quelques organes excrétoires pour être expulsées hors du corps; ces vaisseaux servent aussi à l'absorbtion des différentes substances injectées ou épanchées dans quelques cavités, ou bien appliquées à l'extérieur, comme nous le verrons dans la suite.

HALLER examinant les glandes lymphatiques chez le fœtus & les enfans, & les trouvant remplies d'un suc particulier très-fluide, crut que leur usage étoit de séparer ce suc pour rendre la lymphe & le chyle moins épais & plus coulant. Je serois porté à croire que ce suc non seulement a cet usage, mais encore qu'il rapproche davantage la lymphe & le chyle de la nature animale, & qu'il les rend par-là plus propres à la nutrition.

QUOIQUE les substances réservées à la nutrition du fœtus aient subi des changemens avant que d'arriver à leur destination, néanmoins il ne me paroît pas qu'elles soient encore assez assimilées pour nourrir des parties aussi tendres que celle du fœtus, dans les premiers mois de la grossesse : il me semble donc vraisemblable que ces substances filtrées dans les glandes lymphatiques, & unies au suc qui les arrose, doivent y subir une espece de digestion ; & comme le suc gastrique séparé dans l'estomac sert à la digestion des alimens qui s'y trouvent, de même l'humeur séparée dans les glandes du mésentere, & dans toutes les autres glandes lymphatiques, doit servir à la digestion du chyle ou de la lymphe, & à les rendre par-là plus propres à la nutrition, comme nous venons de le dire.

Il me paroît aussi vraisemblable que la partie la plus élaborée de la lymphe, portée par les vaisseaux artériels aux différentes parties du corps du fœtus, y est retenue par son développement ; & que la partie la plus grossiere est déposée en partie dans les intestins, & même dans l'estomac : lorsqu'elle y sera plus ou moins accumulée, elle formera le *meconium*. Maintenant cette lymphe grossiere, nouvellement arrivée dans l'estomac, ne pourroit-elle pas y subir quelque changement ? par exemple, rencontrant les sucs gastriques qui arrosent ces parties, y être tant soit peu digerée; & par-là devenue moins grossiere; & conséquemment plus rapprochée de la lymphe nutritive, être absorbée par les vaisseaux lactés.

PORTÉE aux glandes du mésentere & mêlée aux sucs qui les arrosent, elle y sera digérée de nouveau; & ainsi préparée & portée dans la masse du sang, ne pourroit-elle pas en partie servir à la nutrition? Dans cette hypothese, il est aisé de rendre raison de l'existence d'une aussi grande quantité de glandes lymphatiques que l'on trouve chez les enfans nouvellement nés, si volumineuses, & toujours remplies de ce suc dont nous avons fait mention.

AVANT la découverte des vaisseaux lactés & des vaisseaux lymphatiques, on croyoit que les veines étoient les organes destiné à l'absorbtion & à la résorbtion. Mais on a prouvé par des expériences très-exactes, que les veines tirent leur origine des extrémités des arteres capillaires par continuité; par conséquent elles ne peuvent recevoir que les humeurs contenues par les arteres.

BOERHAAVE a cru que les arteres se terminoient en vaisseaux lymphatiques; ce qui a ſervi de fondement à ſa théorie de l'inflammation, & de l'erreur du lieu. Les vaiſſeaux qu'il a pris pour lymphatiques, (parce qu'il les voyoit blancs), ne ſont que des arteres qui, par leurs calibres très-petits, ne contiennent pas un nombre aſſez conſidérable de globules rouges, pour leur donner cette couleur. On peut voir dans le méſentere d'une grenouille, non ſeulement la communication des arteres avec les veines par continuité; mais encore comment le ſang ſe décolore à meſure qu'il paſſe dans des vaiſſeaux plus petits, & comment il reprend ſa couleur à meſure qu'il paſſe dans des vaiſſeanx d'un plus grand diametre. Si l'on remplit une portion d'inteſtin grêle d'une ſubſtance tenue & colorée, & que l'on en lie les deux extrémités par la preſſion, on remplit les vaiſſeaux lactés qui s'y trouvent, mais l'on n'en fait jamais paſſer dans les veines; ce qui prouve qu'elles ne communiquent point dans cette cavité, & que l'abſorbtion du chyle ſe fait par les vaiſſeaux lactés, comme la réſorbtion de la lymphe ſe fait par les vaiſſeaux lymphatiques.

LES vaiſſeaux lactés n'abſorbent pas ſeulement les alimens convertis en chyle, mais encore plusieurs autres substances dissoutes ou mêlées avec des fluides, lorsqu'elles restent adhérentes aux orifices des vaisseaux absorbans.

Si l'on nourrit des animaux de garance, leurs os deviendront rouges ; si l'on prend de la rhubarbe ou du safran, la couleur des urines changera. Après avoir mangé des asperges, les urines prennent une odeur particuliere ; il en est de même de l'ail, de l'oignon, de l'assa fœtida, de la térébenthine, du soufre & autres substances prises intérieurement, qui, absorbées par les vaisseaux lactés, passent dans le torrent de la circulation, & communiquent des odeurs particulieres aux différentes humeurs du corps, & sur-tout au lait des nourrices. C'est par la communication des vaisseaux lactés, avec quelques vaisseaux lymphatiques du foie, & l'insertion de plusieurs de ces derniers, dans les mamelles, que l'on peut expliquer comment les mamelles des nourrices se remplissent de lait très-peu de temps après avoir pris des alimens ; comment l'odeur de l'ail, de l'oignon & de l'assa fœtida, se communiquent plutôt au lait qu'aux autres humeurs ; & comment certaines substances purgatives prescrites à la mere, peuvent être mêlées au chyle, être portées immédiatement aux mamelles, & rendre le lait purgatif. En prescrivant aux nourrices des préparations mercurielles, on guérit leurs nourrissons plus aisément de la maladie vénérienne. Nous avons une preuve convaincante de ce que nous venons d'avancer, par la guérison des enfans traités dans l'hospice de Vaugirard; établissement qui fait autant d'honneur au fondateur, qu'aux talens de ceux qui en ont la direction. On rapporte des exemples d'enfans guéris de cette maladie, après leur avoir fait sucer le lait d'une chevre soumise à un traitement mercuriel.

La guérison de cette maladie, & la salivation qui est souvent excitée après l'usage du mercure, prouvent qu'il a été absorbé & porté aux parties malades, soit pour changer la nature en virus vénérien, soit pour exciter dans les solides un certain degré de mouvement propre à expulser ou détruire le virus. Dans cette hypothese, on peut expliquer les bons effets que l'on dit avoir obtenu dans cette maladie, de l'opium & des bois sudorifiques.

L'AIR athmosphérique qui entre dans l'estomac avec les alimens, & qui se mêle avec les fluides, s'unira à la lymphe & au chyle contenus dans l'estomac & dans les intestins ; le mouvement péristaltique de ces parties, & l'action digestive des sucs gastriques, en dissolvant les alimens, doit contribuer à ce mêlange : les vaisseaux lactés absorberont donc un chyle, & une lymphe saturée d'air.

DANS les simples & vraies inflammations après les saignées plus ou moins répétées, & après les remedes que l'on dit antiphlogistiques, plusieurs médecins expérimentés ont recommandé l'usage des huiles exprimées sans feu, l'usage des émulsions & des mixtures huileuses, l'usage de fréquens lavemens de décoction ammolliente, ou d'huile d'olives, & ils ont cru par l'absorbtion de ces matieres, diminuer l'action trop augmentée des solides. Nos paysans dans les fortes contusions qui leur arrivent par des chûtes & autres accidens, boivent du beurre ou de la graisse fondue, ou quelques huiles grasses, comme celle d'olive, de noix, ou de graines de lin : ils appliquent aussi avec succès ces mêmes substances sur la partie externe contuse & douloureuse ; en effet, elles doivent relâcher les solides de tout le corps & de la partie malade particuliérement, & prévenir ainsi une forte inflammation locale, qui causeroit une fievre symptomatique, ou autres affections très-graves. Dans une épidémie de pleurésies vraies, que l'on a observée à Paris le printemps de l'année 1785 & 86, j'ai vu les bons effets des potions huileuses que je prescrivois après les remedes généraux, suivant la pratique heureuse de *M. Bourru*, médecin de la faculté de Paris, & professeur des écoles de médecine, qui, dans ces temps, me chargeoit de voir une partie de ses malades. Je sais bien que plusieurs médecins s'opposent à l'usage interne des huiles, parce qu'ils croient que ces substances prises intérieurement, ne tardent pas à devenir rances, à cause de la chaleur qu'ils croient y être excessive. Mais d'après les expériences de *M. Deham*, & de tous les chymistes, on voit que pour rendre rance l'huile d'olives, d'amandes douces, ou d'autres fruits exprimés depuis peu & sans feu, il faut pousser la chaleur à un degré dont le corps humain n'est pas susceptible.

L'ON pourra donc prescrire aux malades les huiles bien préparées, lorsqu'elles seront indiquées, sans craindre la rancidité occasionnée par la chaleur interne du corps.

LES vaisseaux lymphatiques absorbent la partie séreuse du sang, sa partie rouge, les humeurs séparées dans différens organes, ou épanchées dans quelques cavités, ou autres parties du corps.

LA guérison des hydropisies ascite, de l'anasarque, de l'hydrocele, & d'autres collections séreuses, prouve suffisamment que la partie séreuse du sang peut être résorbée par les vaisseaux lymphatiques.

LE sang épanché dans le tissu cellulaire, rend la peau d'une couleur noire foncée. Peu de temps après, cette couleur noire se dissipe, & la peau redevient blanche comme auparavant, parce que les globules rouges du sang qui étoient épanchés dans le tissu cellulaire, ont été résorbés peu-à-peu avec la lymphe.

LA perte de l'embonpoint chez les personnes qui sont attaquées de fievre, ou de quelques maladies chroniques, prouve que la graisse renfermée dans le tissu cellulaire des parties internes & externes, peut être résorbée en peu de temps. Les animaux qui dorment pendant une grande partie de l'hiver, comme les ours, les marmottes, &c. sortent dans le printemps de leurs tanieres très-maigres, tandis que dans l'automne ils y étoient entrés très-gras. La graisse de ces animaux a été certainement résorbée en grande partie.

LA guérison spontanée des empyemes, quoique rare, la résolution des abscès, des bubons, & de pareilles collections de matieres purulentes, prouvent que le pus peut être résorbé.

LORSQUE l'on supprime l'écoulement d'une chaudepisse gagnée par un commerce impur, soit par l'usage des injections styptiques, soit par des médicamens contre-indiqués, il n'est pas rare de voir tout de suite paroître une tumeur considérable, plus ou moins douloureuse aux testicules. Plusieurs personnes disent & croient que c'est la matiere qui s'écoule de la verge, qui se porte sur les testicules. En examinant la direction des vaisseaux lymphatiques de tout le corps, & des parties génitales, on les verra dirigés de la circonférence au centre; c'est donc pour cela que l'on voit les vaisseaux lymphatiques de la verge, se porter aux glandes inguinales, & ceux des testicules aux reins; mais non pas de la verge aux testicules. On n'a point encore vu de vaisseaux lymphatiques, dirigés de maniere à porter aux testicules, la matiere qui s'écoule de la verge : il faut donc recourir à quelqu'autre raisonnement pour expliquer comment la tumeur des testicules paroît en même temps que l'écoulement est supprimé. Il me semble que le mauvais traitement, ou la maladie par elle même, peuvent augmenter l'inflammation de l'uretre, & celle-ci peut se communiquer aux testicules, le long des conduits desférens; ce qui arrive quelquefois après l'opération de la taille, lorsqu'on a fait l'incision trop près du veru-montanum, ou que l'on blesse un nerf. L'irritation excitée dans ces parties est bientôt suivie d'un flux d'humeurs plus ou moins grand, & les épididymes acquierent souvent un volume très-considérable; le gonflement est suivi de la douleur & de l'inflammation, qui étant plus forte dans cet endroit que dans le canal de l'uretre, feront disparoître l'écoulement & les symptomes qui l'accompagnent : mais si on fait renaître dans l'uretre la douleur

& l'inflammation, ceux des teſticules diſparoîtront ; car l'inflammation ou l'irritation la plus forte, diminue les effets de la plus foible : *Duobus doloribus ſimul non eumdem locum infeſtantibus vehementior alterium obſcurat.* Hipp.

DANS des ſujets morts du colera morbus, on a trouvé les vaiſſeaux lactés remplis de bile.

SI le conduit coledoque eſt comprimé ou oblitéré, ſoit par une pierre bilieuſe, ſoit par un vice organique quelconque, la bile retenue dans la véſicule & les pores biliaires, eſt abſorbée & portée dans le torrent de la circulation. Par cette cauſe la jauniſſe pourra avoir lieu. Cette maladie paroît quelquefois avec une très-grande célérité, après une forte affection d'ame, ou après quelqu'autres cauſes accidentelles.

ON rendra raiſon de ce fait, en ſe rappellant l'inſertion immédiate des vaiſſeaux lymphatiques du foie dans le canal thorachique & dans le grand tronc lymphatique droit. La bile abſorbée par ces vaiſſeaux, peut être tranſmiſe immédiatement dans les veines ſous-clavieres par un chemin très-court.

SI après une forte affection d'ame,

la nourrice donne le ſein à ſon enfant ; très-ſouvent il éprouve des coliques qui ſe terminent par des évacuations abondantes ; ce qu'on attribue à la ſecrétion d'un lait ſéreux, occaſionné par la criſpation ſpaſmodique des vaiſſeaux & des glandes mammaires, ce qui peut être ; mais il paroît plus vraiſemblable qu'une partie de la bile exhalée ſoit abſorbée par les vaiſſeaux lymphatiques du foie, & paſſe immédiatement par ceux qui ſe portent aux mammelles, & qu'en ſe joignant au lait, elle le rend purgatif.

LORSQUE la veſſie eſt diſtendue par les urines, & qu'elles ſont retenues trop long-temps dans la cavité, les vaiſſeaux lymphatiques de cet organe en abſorbent une partie, & la néceſſité de les rendre diminue. Il y a même des exemples que la veſſie s'eſt tout à fait vidée par cette voie. J'ai vu une jeune femme ſujette à des affections hiſtériques très-opiniâtres, ne rendre pas une ſeule goutte d'urine pendant plus de 20 jours ; elle étoit en même temps attaquée de vomiſſemens continuels, d'une liqueur qui avoit toutes les apparences & les qualités de l'urine : dans un cas pareil, l'on ſeroit porté à croire que l'urine ne pouvant pas être filtrée dans les reins, elle l'étoit dans les parois de l'estomac & des intestins; mais je pense qu'il est plus vraisemblable que l'urine séparée dans les reins, a été absorbée par les vaisseaux lymphatiques, qui l'ont portée dans le torrent de la circulation, pour être transmise ensuite aux intestins & à l'estomac.

LA liqueur séminale peut être absorbée. Le courage & la force des animaux mâles, sont attribués à l'absorbtion d'une humeur vivifiante, telle qu'est la semence. Il y a des animaux qui, en certain temps, ont une transpiration qui en a l'odeur. La voix & les traits féminins des eunuques, sont attribués au défaut d'absorbtion de ce fluide.

LORSQU'UNE femme qui nourrit ne veut plus donner le sein à son enfant, le lait qui se sépare dans les mammelles, ne pouvant pas sortir des conduits laiteux sans la succion, les glandes mammaires deviennent distendues, gorgées & douloureuses, & ne peuvent plus séparer de nouveau lait. Les vaisseaux lymphatiques absorbent peu à peu cette partie déja séparée, ainsi que celle qui continue à l'être, mais en plus petite quantité; &

cette abſorbtion ſe fait juſqu'à ce que la nature ou l'art excitant quelqu'autre évacuation, détourne des mammelles cette trop grande affluence d'humeurs.

Les vaiſſeaux lymphatiques n'abſorbent pas ſeulement la lymphe & la graiſſe, mais ils abſorbent encore la moëlle des os ; ce que l'on voit très-ſouvent dans les perſonnes mortes d'hydropiſie.

Il eſt également prouvé que les vaiſſeaux lymphatiques abſorbent pluſieurs ſubſtances épanchées dans l'intérieur du corps, à la ſuite d'une bleſſure du canal thorachique, ou des vaiſſeaux lactés ou lymphatiques. Une quantité plus ou moins conſidérable de l'humeur contenue dans ces vaiſſeaux, peut s'épancher dans le tiſſu cellulaire, comme nous le verrons en parlant des maladies organiques de ces vaiſſeaux ; dans ce cas, le chyle ou la lymphe épanchés étant appliqués aux orifices des vaiſſeaux lymphatiques des parties voiſines, ſeront abſorbés & portés au grand tronc lymphatique droit, ou à cette partie du canal thorachique qui eſt ſupérieur à la bleſſure.

L'air même athmoſphérique peut s'épancher dans le tiſſu cellulaire ; cet accident peut avoir lieu après la rupture de quelques vaisseaux aériens pulmonaires, ou à la suite d'une blessure ou d'une côte rompue & fichée dans le poumon ; dans ce cas, l'air passant de cellule en cellule, rendra la surface du corps emphymateuse, comme il arrive lorsqu'on souffle de l'air dans le tissu cellulaire, après avoir fait une incision à la peau. Si l'on faisoit une semblable opération à un animal vivant, & que l'on empêchât l'issue de l'air par la même blessure, cet air s'unissant à la lymphe, seroit peu-à-peu absorbé par les vaisseaux lymphatiques ; c'est ainsi que s'obtient la résolution des emphysemes, lorsqu'on ne procure pas par des incisions ou des scarifications, une sortie facile à l'air qui forme la maladie.

Les vaisseaux lymphatiques absorbent aussi d'autres substances animales ; l'humeur crystalline déplacée dans l'abaissement de la cataracte, quelquefois il se dissout peu à peu, & est absorbée. Voyez le *Traité sur la cataracte de M. Pott.*

On croit que l'exulcération ou l'aggrandissement d'une plaie, dans une maladie locale, dépend de l'action d'une humeur dissolvante qui, se séparant de toute la masse du sang, se porte dans cette partie pour en dissoudre la surface, comme les sucs gastriques dissolvent ou digerent les alimens. D'autres croient que ces exulcérations dépendent d'une désorganisation qui est l'effet des forces vitales qui manquent, ou bien de leur action trop augmentée qui produit l'inflammation, la gangrene & la dissolution des parties. D'autres, avec *M. Hunter*, croient que les vaisseaux lymphatiques agissent sur ces parties de la même maniere qu'un ver à soie ronge les feuilles du murier dont il se nourrit; & que c'est par cette action inégale des vaisseaux lymphatiques que la surface de la plaie reste aussi très-inégale.

QUELLE que soit la cause de ces exulcérations, il est certain que les parties molles, les tendineuses & les cartilagineuses sont souvent désorganisées, décomposées, & converties en pus qui peut être résorbé.

LE chyle absorbé par les vaisseaux lactés, contient des particules terreuses qui, unies avec le sang, sont portées par les vaisseaux artériels à toutes les parties du corps; retenu dans un tissu particulier, elles forment les membranes, les muscles, les cartilages & les os : parties qui acquierent plus de poids & plus de solidité, selon la quantité des particules terreuses, & selon le degré de leur adhésion mutuelle. Ces particules, une fois déposées, se détachent difficilement ; cependant cela peut arriver, comme on le voit dans le ramollissement des os, qui, par le détachement de ces particules terreuses, de très-durs qu'ils étoient, deviennent souples & cartilagineux. Ces particules ainsi détachées, ou dissoutes, se mêleront à la lymphe qui les environne. Celle-ci étant absorbée par les vaisseaux lymphatiques, les particules terreuses le seront aussi, & seront entraînées avec elle dans le torrent de la circulation, pour être ou reportées aux mêmes parties, ou à d'autres, ou bien à quelque émunctoire.

En effet, dans ces circonstances, les urines charient une très-grande quantité de terre. Si l'on nourrit un animal de garance, ses os prennent une couleur rouge foncée ; en lui faisant ensuite abandonner cette nourriture, les os reprennent leur couleur blanche, parce que les particules terreuses, que la partie colorée de la garance avoit rendues rouges, & qui avoient été déposées dans le tissu des os, sont peu à peu résorbées par les vaisseaux lymphatiques. Les extrémités des vaisseaux artériels destinés à la nutrition, déposent de nouvelles particules qui ne sont pas colorées, & par-là les os reprennent leur couleur naturelle.

Si l'on examine les os qui se trouvent près d'un anévrisme, on voit la partie de l'os qui est comprimée, détruite, dans l'anévrisme de l'aorte pectorale ou ventrale. On observe souvent des portions de vertebres tout-à-fait détruites, sans laisser aucuns vestiges de leurs débris, & sans la moindre suppuration : la pulsation de l'artere anévrismatique sur ces parties empêche que les arteres destinées à la nutrition, déposent de nouvelles particules terreuses & nutritives ; mais elle n'empêche pas les vaisseaux lymphatiques d'absorber peu à peu les anciennes. Il arrive la même chose à cette partie du crâne, sur laquelle pese une tumeur sarcomateuse qui a son siege dans le crâne chevelu. La base de la tumeur, en comprimant le crâne, empêche sa nutrition

nutrition ou la réparation, & par là la tumeur pénetre dans la cavité du crâne & cauſe la mort du malade. Les ouvertures des cadavres & les pieces pathologiques conſervées dans les cabinets d'anatomie, prouvent ſuffiſamment ces faits : il arrive la même choſe dans les tumeurs de la dure-mere. Voyez les *Mémoires de l'académie de chirurgie.*

LORSQUE les enfans, parvenus à l'âge de ſept ans ou environ, changent de dents, elles commencent par devenir mobiles, enſuite vacillent, & enfin tombent ſans racines ; ce qui prouve que précédemment ces racines ont été uſées & réſorbées peu à peu. Lorſque l'on pratique la tranſplantation des dents, la dent tranſplantée produit l'abſorbtion d'une partie de l'alvéole dans lequel elle a été miſe ; car ſouvent, quelque mois après l'opération, de ferme qu'elle étoit elle devient mobile & tombe.

LA proéminence alvéolaire des dents eſt abſorbée en partie lorſqu'on fait ſaliver des malades dans le traitement de la maladie vénérienne ; c'eſt pour cela que les dents de ces perſonnes paroiſſent alongées & tombent plus aisément. Lorsque les vieillards ont perdu leurs dents depuis quelque temps ; si leur menton paroît plus alongé & plus rapproché du nez, on ne peut en trouver la raison que dans l'absorbtion des alvéoles de leurs dents ; d'où il s'ensuit que la mâchoire inférieure est portée plus en haut pour se réunir à la supérieure.

DANS la rare collection anatomique de *M. Hunter*, on voit des mâchoires sans alvéoles. J'ai trouvé des mâchoires inférieures réduites à un petit os presque rond ; il en a donné le dessin dans son excellent ouvrage *sur les dents*.

LES os dans les vieillards sont plus pesans que dans les jeunes sujets ; ils deviennent aussi plus spongieux, plus friables & plus foibles.

CELA me paroît dépendre de ce que les forces du systême artériel sont diminuées, pendant que celles du systême lymphatique ne le sont pas également. Une preuve de cela, est que les vaisseaux lymphatiques continuent, & absorbent même quelque temps après la mort. C'est par cette raison que les parties molles chez les vieillards ne se conservent ni fermes ni colorées. La graisse qui, dans la jeunesse, tenoit la peau fraîche & tendue, ne se dépose plus, ce qui la fait devenir flasque & ridée; les yeux s'enfoncent, les tempes se cavent, & il semble que les os deviennent plus saillans & plus marqués. Je parlerai ailleurs de l'absorbtion des substances appliquées à la surface externe du corps, & je passerai maintenant à la partie pathologique des vaisseaux absorbans, & de l'absorbtion.

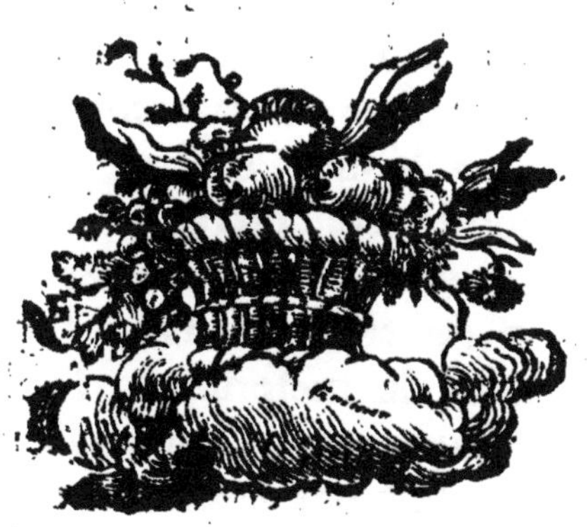

MALADIES ORGANIQUES

DES vaiſſeaux lactés, des vaiſſeaux lymphatiques, & des glandes du même nom.

LES vaiſſeaux lactés & les vaiſſeaux lymphatiques peuvent s'obſtruer, s'oblitérer, être bleſſés, devenir variqueux, ſe rompre ou s'enflammer.

J'AI vu à Londres & ailleurs dans pluſieurs cabinets d'anatomie, des conduits thorachiques obſtrués & remplis d'une ſubſtance terreuſe ou oſſeuſe. Chez les enfans rachitiques, il n'eſt pas rare de trouver avec l'obſtruction des glandes du méſentere, l'oblitération des vaiſſeaux qui y aboutiſſent, ſi le maraſme n'eſt pas conſtamment la ſuite de pareilles maladies; cela dépend de ce que pluſieurs vaiſſeaux lactés communiquent avec des vaiſſeaux lymphatiques du foie, & que ceux-ci s'inſerent, ſoit dans le gros tronc lymphatique qui s'ouvre dans la veine ſous-claviere droite, ſoit dans la partie ſupérieure du canal thorachique.

En effet, le chyle rencontrant des obſtacles dans le canal thorachique, peut prendre la route des vaiſſeaux lactés qui communiquent avec les vaiſſeaux lymphatiques du foie, & ſe mêler au ſang de la veine ſous-claviere droite. Dans ces cas, le chyle peut paſſer par les vaiſſeaux lymphatiques du foie qui vont immédiatement s'inſérer dans le canal thorachique près de la veine ſous-claviere, ſans paſſer par les glandes du méſentere. On expliquera donc par ces communications de vaiſſeaux, comment la nutrition ſe fait (quoique foiblement) dans des ſujets qui ont depuis pluſieurs années, les glandes du méſentere tout-à-fait obſtruées & quelquefois ſkirrheuſes; comme on le voit à l'ouverture des cadavres des enfans attaqués de ces maladies. Dans ces cas l'on a trouvé remplis de chyle les vaiſſeaux lymphatiques du foie qui alloient aboutir au grand tronc lymphatique droit, & dans la partie du canal thorachique ſupérieure à l'obſtruction. On obſerve auſſi dans ces maladies que le foie eſt très-volumineux ſans être obſtrué.

Il n'eſt pas rare qu'en ouvrant la veine pour faire une ſaignée, l'on ouvre ou bleſſe en même temps, un ou pluſieurs vaiſſeaux lymphatiques qui accompagnent ou traverſent les vaiſſeaux que l'on pique ; ce qui contribue à rendre plus difficile la cicatrice des lèvres de la plaie, & quelquefois il ſurvient des ſymptomes plus ou moins fâcheux. L'on éprouve quelquefois beaucoup de difficultés à cicatriſer de petites bleſſures très-ſuperficielles, qui, négligées ou maltraitées dans le commencement, donnent une quantité conſidérable de matiere ſéreuſe, eu égard à la plaie. Cela paroît tenir à la bleſſure de quelques vaiſſeaux lymphatiques. Nous verrons ailleurs que dans un cas pareil, cinq livres de lymphe ſe ſont écoulées en trois jours d'une très-petite ouverture faite à l'intérieur de la cuiſſe. J'ai vu de pareils écoulemens très-opiniâtres dans des petites plaies au dedans des malléoles internes, où les vaiſſeaux lymphatiques ſuperficiels ſont en grande quantité. Il paroît que dans des cas ſemblables l'on pourroit faire une légere compreſſion locale au deſſous de la plaie, pour obliger la lymphe à paſſer par d'autres vaiſſeaux lymphatiques, en abandonnant ceux qui ſont coupés, & qui s'ouvrent dans la plaie.

LE conduit thorachique peut être bleſſé & ouvert, il peut s'enſuivre une effuſion de lymphe & de chyle dans la cavité du thorax ou dans d'autres parties voiſines, comme il y en a des exemples.

LA bleſſure des vaiſſeaux lactés & celle des vaiſſeaux lymphatiques donneront lieu à des effuſions de chyle & de lymphe plus ou moins conſidérables, à raiſon du nombre & du diametre de ces vaiſſeaux, juſqu'à ce que l'oblitération ou la cicatrice empêche que le chyle ou la lymphe ne continue à s'épancher.

LES vaiſſeaux lymphatiques & les vaiſſeaux lactés peuvent devenir variqueux, ſoit par la foibleſſe de leurs parois, ſoit par des ligatures ou autres cauſes qui gênent le cours de ces fluides, ſoit par la trop grande quantité de lymphe fournie par les arteres, & qui doit être néceſſairement reſorbée pour prévenir les épanchemens lymphatiques.

DANS les hydropiques on découvre

plus facilement les vaiſſeaux lymphatiques ; & ſi, immédiatement après la mort de ſemblables malades, l'on fait de fortes ligatures, l'on voit les vaiſſeaux lymphatiques de ces parties remplis de lymphe, & quelquefois variqueux : lorſqu'ils ſont ainſi variqueux, ils reſſemblent à de petites veſſies unies entr'elles.

LES vaiſſeaux lymphatiques peuvent ſe rompre à la ſuite de quelques efforts ou d'une forte contuſion, & ils peuvent donner iſſue à du chyle ou à de la lymphe, qui, extravaſés dans le tiſſu cellulaire, cauſeront une ademe lymphatique plus ou moins conſidérable, ſelon la qualité de lymphe ou de chyle qui s'épanche, & ſelon la plus ou moins grande extenſibilité de la partie.

LES vaiſſeaux lymphatiques peuvent auſſi s'enflammer.

J'AI vu un jeune homme qui, ayant été légérement bleſſé par un frélon, dans le carpe de la main gauche, éprouva quelque temps après beaucoup de douleur ; la partie ſe tuméfia & devint rouge : le lendemain la rougeur commença à monter le long du bras, & peu de temps après elle ſe communiqua jusqu'à l'aiſſelle ; elle avoit la forme d'un ruban rouge, large de trois lignes au plus. J'ai vu auſſi dans l'hôpital de St. Thomas, à Londres, un homme qui avoit à la partie interne de la peau de la cuiſſe, des ſtries rouges qui s'étendoient du genou juſqu'aux aînes, où les glandes inguinales étoient très-douloureuſes quoique peu enflées ; la cuiſſe paroiſſoit affectée d'une inflammation cryſpélateuſe ſtriée : une ſaignée & des remedes antiphlogiſtiques guérirent le malade.

J'AI encore vu dans l'hôpital de la charité à Paris, un jeune homme de 18 ans ou environ, qui, quoique d'ailleurs bien portant, ſe plaignoit d'une douleur forte au pli de l'aîne du côté droit. Les glandes inguinales inférieures profondes, étoient légérement engorgées & douloureuſes. Le malade ſe plaignoit d'une douleur ſourde qui s'étendoit depuis ces glandes juſqu'au genou, & il n'indiquoit aucune cauſe de ſa maladie : pluſieurs ſoupçonnerent un bubon vénérien. On appliqua un cataplaſme émollient ſur la partie douloureuſe. La maladie me parut être une ſimple inflammation des glandes inguinales profondes, & des vaisseaux lymphatiques de la cuisse. Ce fut le siege de la maladie qui n'étoit pas dans les glandes inguinales supérieures, mais dans les inférieures, auxquelles ordinairement les vaisseaux lymphatiques des parties de la générarion n'aboutissent point : ce qui contribue à me confirmer dans mon opinion, c'est que la maladie se dissipa en trois jours, moyennant un traitement antiphlogistique.

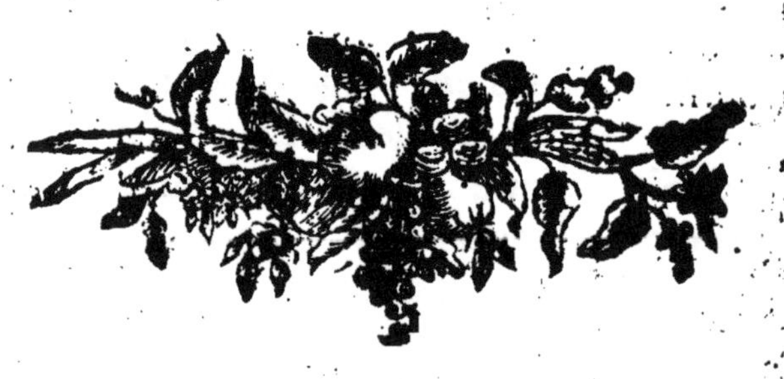

MALADIES

Des glandes lymphatiques.

LA connoissance des maladies des glandes lymphatiques, est une partie de la pathologie très-importante à connoître, soit pour le médecin, soit pour le chirurgien.

LES glandes lymphatiques peuvent s'engorger, s'oblitérer, augmenter de volume, s'enflammer, suppurer, devenir skirrheuses ou cancéreuses.

SI quelques glandes lymphatiques placées près ou sur des vaisseaux artériels, viennent à s'engorger, à augmenter de volume, & à s'endurcir, elles comprimeront l'artere placée au dessous. Celle-ci comprimée communiquera sa pulsation à la glande qui sera en même temps soulevée; & il se manifestera à l'extérieur une tumeur plus ou moins volumineuse, qui paroîtra avoir une pulsation marquée, isochrone à celle des arteres. Cette pulsation sera suspendue en comprimant l'artere entre le cœur & la glande tuméfiée, & pourroit ainsi simuler un anévrisme.

Les glandes lymphatiques se tuméfient & s'engorgent très-aisément, comme on le voit arriver à celles du cou, après l'application d'un vésicatoire à la nuque. J'ai vu les glandes inguinales très-enflées & douloureuses dans un homme attaqué d'un lombago auquel on appliqua pour traitement deux vésicatoires aux lombes.

Les glandes lymphatiques du cou, s'engorgent dans les douleurs aigues des dents; ce que l'on voit arriver surtout lorsque des racines cariées ou mortes, sont retenues dans la partie profondes de l'alvéole; & que venant à agir comme corps étranger, elles attaquent les parties voisines, rongent la mâchoire, l'exulcerent, & cherchent à se faire jour, soit à l'extérieur, soit à l'intérieur de la bouche.

Ces mêmes glandes s'enflent lorsqu'il existe un ulcere de mauvaise nature, ou une carie des os du front, du palais, ou lorsque les amygdales, les levres, le nez, les joues sont attaquées de cancer.

Ces glandes s'engorgent dans une

dentition difficile ; elles s'engorgent aussi lorsqu'il existe un ulcere, ou quelque autre maladie dans le cuir chevelu, ou dans la partie postérieure de la tête. Dans ces cas, le médecin & le chirurgien consultés, pourront assurer les parens affligés, que le malade n'est point attaqué de scrophule, mais que l'engorgement est accidentel.

Les glandes axillaires & les brachiales enflent aussi lorsque la main ou les doigts sont attaqués de quelque maladie grave, comme d'un panaris.

Les glandes inguinales inférieures se gonflent & s'enflamment lorsqu'il existe quelque ulcere dans les pieds ou dans les jambes ; ce qui peut contribuer à faire distinguer un bubon vénérien d'un bubon qui ne l'est pas.

Il est donc nécessaire, avant que d'entreprendre la guérison de ces maladies, de connoître si l'affection des glandes dépend du vice des glandes mêmes ou d'une cause accidentelle, ou bien de quelque humeur irritante, apportée par les vaisseaux lymphatiques. S'il existe donc un ulcere sordide dans une jambe, & que les inguinales enflent, dans ce cas ce seroit en vain que l'on appliqueroit tous les remedes résolutifs que l'art nous offre pour guérir une pareille tumeur. C'est la cause de la maladie qu'il faut attaquer, & non pas l'effet. Que l'on guérisse l'ulcere, & l'on résoudra l'engorgement des glandes. Dans d'autres cas, que l'on ôte la dent cariée, que l'on guérisse la maladie cutannée, que l'on emporte le cancer, & l'engorgement se dissipera.

M. Desault, consulté par une malade qui avoit un ulcere de mauvaise nature sur le dos de la main, avec ramollissement des os du carpe & du métacarpe, jugea l'extirpation de la partie malade nécessaire; mais d'autres chirurgiens observant que la malade avoit les glandes brachiales & les axillaires enflées & engorgées, les crurent affectées d'un vice scrophuleux, & jugerent que l'opération proposée étoit contre-indiquée, *M. Desault* assura que l'engorgement de ces glandes n'étoit entretenu que par la sanie absorbée, & il opéra la malade. L'engorgement des glandes continua jusqu'à ce qu'une louable suppuration fut établie : alors les glandes du bras furent les premieres à se résoudre; ensuite celles des aisselles commencerent à diminuer, & peu à peu l'engorgement fut tout-à-fait dissipé.

Les mammelles sont sujettes à des indurations skirreuses, qui souvent finissent par devenir cancéreuses. Il n'est pas rare alors de trouver les glandes lymphatiques mammaires & les axillaires engorgées; dans ces cas il faut examiner avec attention la nature de cet engorgement, & voir si les glandes sont véritablement skirrheuses, ou si elles ne le sont pas; parce que ce seroit une grande faute dans ce dernier cas, de se refuser à faire l'opération, & laisser les malades en proie à leur terrible maladie; ou bien en se déterminant à l'opération d'emporter ces mêmes glandes, dont l'engorgement n'étant que symptomatique, auroit bientôt cessé après l'extirpation du skirrhe ou du cancer.

J'ai vu à l'hospice des écoles de chirurgie plusieurs extirpations de skirrhes faites par *M. Louis*, & suivies du succès le plus heureux; dans le mois de juin 1785, il a fait deux opérations de cette espece: comme l'on sentoit des glandes tuméfiées & engorgées à l'aisselle, & aux environs de la tumeur, que l'on se proposoit d'emporter, plusieurs chirurgiens conſeillerent de ne pas entreprendre l'opération, ou bien d'emporter avec la tumeur les glandes engorgées, quoique éloignées du skirrhe. Ce ſavant profeſſeur reconnoiſſant que les glandes engorgées n'étoient pas skirrheuſes, les laiſſa, ſe flattant d'en obtenir la réſolution lorſque les douleurs & les diſtentions auroient ceſſé après l'extirpation du skirrhe. En effet, après que la ſuppuration fut établie, la dureté des glandes commença à diminuer, & en peu de temps les glandes diſparurent entiérement.

Si, quelque temps après l'opération, l'engorgement de ces glandes, déja affoiblies & mal organiſées, au lieu de ſe réſoudre, venoit à augmenter, & qu'il ſurvînt des douleurs; alors on auroit recours, ſi rien ne s'y oppoſoit, à une ſeconde opération, qui ſeroit beaucoup moins à craindre, parce que la plaie ſeroit beaucoup plus petite que ſi on avoit extirpé la premiere fois ces glandes avec la tumeur principale. Lorſque les glandes axillaires ſont véritablement skirrheuſes, & qu'il n'y a pas lieu à en eſpérer la réſolution, il faut ſe déterminer à les emporter.

J'ai vu extirper avec ſuccès des glandes skirrheuſes placées ſous le muſcle grand pectoral ; & j'ai vu *M. Deſault*, après avoir fait l'amputation d'une mammelle skirrheuſe, procéder à l'extitpation de pluſieurs glandes placées ſous l'aiſſelle, & ſur le trajet de gros vaiſſeaux artériels & veineux. Dans cette opération le muſcle pectoral paroiſſoit tout-à-fait dénué de tiſſu cellulaire, & on voyoit dans le creux de l'aiſſelle un réſeau de vaiſſeaux artériels & veineux comme dans les diſſections anatomiques. La femme ne ſouffrit pas beaucoup, & elle fut guérie en très-peu de temps. L'on peut donc hardiment emporter ces glandes, chez un ſujet d'ailleurs bien portant, lorſqu'elles ſont ſimplement skirreuſes. Si elles étoient cancéreuſes l'opération ne feroit pas indiquée ; l'abſorbtion de l'icor cancéreux, qui auroit affecté des parties plus éloignées, s'y oppoſeroit.

Ce que j'ai dit de l'engorgement ſymptomatique & accidentel des glandes axillaires & mammaires, lorſqu'il exiſte une tumeur skirrheuſe dans les mammelles, peut être appliqué à l'engorgement du cordon ſpermatique.

Lorsque le testicule est skirrheux ou cancéreux, & que l'on reconnoît l'engorgement du cordon, l'on ne doit pas toujours en conclure qu'il est lui-même skirrheux, & d'après cela s'abstenir de faire l'amputation du testicule.

J'ai vu faire la castration avec un heureux succès, le cordon étant très-enflé, mais souple; & j'ai vu mourir à l'hôpital de la Charité un homme qui avoit un testicule attaqué de cancer, & qui ne fut pas opéré, parce que le cordon étoit engorgé, & qu'on le croyoit cancéreux. En faisant l'ouverture du cadavre, *M. Desault*, qui avoit opiné pour l'opération, fit voir que le cordon étoit parfaitement sain, & qu'il n'étoit qu'infiltré de lymphe.

Les glandes lymphatiques placées près de la peau s'engorgent souvent & s'enflamment lorsque le virus vénérien y est apporté par les vaisseaux lymphatiques. Lorsque l'on se propose de résoudre par des frictions mercurielles, des engorgemens, il faut faire les frictions sur le cou du pied ou sur la partie interne de la jambe ou de la cuisse. Si les glandes des extrémités supérieures sont attaquées, on fera les frictions sur la partie interne du bras & de l'avant-bras ; parce qu'il y a dans ces régions une très-grande quantité de vaisseaux lymphatiques superficiels.

Si l'on fait des frictions immédiatement sur les glandes, ou que l'on y applique de cerats mercuriels, le mercure est absorbé par les vaisseaux lymphatiques qui, d'après leur direction, ne se portent point perpendiculairement aux glandes qui sont au dessous, mais bien à celles qui sont au dessus de la partie que l'on frotte ; & souvent il arrive que la tumeur loin de se résoudre, augmente par l'irritation causée par ces frictions ; ce que l'on observe arriver fréquemment après cette pratique.

Les glandes lymphatiques irritées se gonflent, s'enflamment & suppurent.

Les bubons vénériens & pestilentiels ne sont que des inflammations des glandes lymphatiques.

La glande thyroïde, en augmentant de volume, cause le goître. J'ai vu dans le Valais cette glande pendante sur la poitrine de plusieurs personnes dans ces pays & dans plusieurs autres, en Italie & ailleurs ; cette augmentation de la thyroïde paroît être une maladie endémique. Il y a des exemples que cette glande, en augmentant de volume, a causé l'affaissement du larynx & la suffocation des malades.

Un de mes amis m'a communiqué le fait singulier & bizarre de la guérison d'un goître, que voici : La femme qui forme le sujet de cette observation, étoit cuisiniere. Un jour étant avec une autre femme, elle lui chercha dispute, & bientôt toutes les deux passerent des menaces aux faits. La cuisiniere, qui avoit un gros goître, prit une casserole, & la jeta à la tête de l'autre femme, qui se trouvant près de la broche, la saisit, courut sur son adversaire, & lui embrocha le goître. Il survint à la glande thyroïde, une inflammation, à la suite de laquelle, la tumeur & le goître disparurent en peu de temps.

On a aussi conseillé d'appliquer des caustiques sur les goîtres, d'y faire des scarifications, d'y mettre de forts irritans pour exciter l'inflammation de la partie ; ce qui favorise la résolution de cette tumeur : mais il faut prendre beaucoup de précautions dans les méthodes, parce que l'on pourroit, en excitant l'inflammation dans la glande thyroïde, la communiquer aux parties voisines, & même aux bronches & aux poumons, & causer ainsi une maladie très-grave.

En Angleterre, quelqu'un a fait usage du séton, que l'on passe à travers la glande thyroïde de deux côtés.

Dans le commencement de ces maladies, on conseille l'usage des remedes que l'on nomme fondans; les préparations mercurielles ont été prescrites avec quelques avantages. On recommande aussi la poudre d'éponge brûlée, prise en tablettes, ou bien en guise de thé. L'électricité a aussi été proposée, & selon quelques praticiens pratiquée avec succès.

Les glandes lymphatiques sont sujettes à une inflammation lente, qui n'est pas accompagnée de douleur, & que *M. Hunter* appelle *inflammation scrophuleuse.* Plusieurs croient que cette maladie est héréditaire, & qu'elle dépend d'une humeur scrophuleuse qui circule avec le sang. D'autres pensent avec plus de raison, qu'elle tient à un vice organique des glandes. Quelle qu'en soit la cause, il est sûr que cette maladie est très-grave. Il paroît qu'en

Angleterre elle eſt endémique. Les Negres qui vont demeurer à Londres, ſont ſouvent attaqués de cette maladie quelques années après leur ſéjour dans cette capitale, quoiqu'eux ni leur pere n'y euſſent jamais été ſujets dans leur pays.

LES ſinges qui ſont tranſportés à Londres, ne peuvent pas y vivre longtemps ſans être attaqués d'une phthiſie ſcrophuleuſe. Cette obſervation a été faite par le docteur *Hunter*, qui conſerve dans ſon cabinet pluſieurs poumons de ces animaux attaqués de ſcrophule. Cette maladie fait périr une quantité conſidérable d'habitans, ſoit dans l'enfance, en cauſant une conſomption lente, ſoit dans la plus brillante jeuneſſe, en cauſant une toux fréquente & ſéche qui ſe termine en une phthiſie lente que l'on appelle ſcrophuleuſe ou tuberculeuſe. Les enfans d'une conſtitution délicate, qui ont la peau très-fine & tranſparente, de couleur de roſe, & qui paroiſſent jouir de la ſanté la plus parfaite, en ſont ſouvent les victimes.

COMME elle attaque ordinairement les enfans les plus foibles & les plus délicats, c'est pour cela que l'on administre quelquefois avec succès, le quinquina, la poudre de ciguë, ainsi que les eaux minérales sulphureuses ou autres, & même les eaux de la mer; les bains froids ont été aussi utiles. Les remedes externes paroissent très-indiqués. On a appliqué sur les glandes attaquées de cette maladie, des linges trempés dans de l'eau de *Goulard* ou de l'esprit de *Mindererus*, & quelquefois on en a procuré la résolution. Les cataplasmes émolliens ne font qu'accélerer la suppuration, ce qui ne paroît pas être favorable à la guerison; car ces glandes une fois ouvertes & exposées au contact de l'air, sont plus long-temps à guérir.

LORSQU'ELLES sont exulcérées, on conseille d'y appliquer de l'alun brûlé en poudre, ou mêlé avec des onguens. *M. Cullen* recommande beaucoup d'y appliquer des linges trempés dans de l'eau froide, & de les changer très-souvent, & sur-tout toutes les fois qu'ils commencent à sécher.

L'USAGE des prétendus fondans pris intérieurement, ne fait qu'affoiblir les malades, & rendre la maladie plus opiniâtre; & souvent, loin de fondre la ſubſtance ſebacée contenue dans les glandes, ces remedes affoibliſſent davantage les ſolides, & diſſolvent de plus en plus les humeurs ; d'où s'en ſuivent des hydropiſies ſouvent mortelles. Ces maladies ayant été traitées à fond par différens hommes célebres, j'ai cru pouvoir me diſpenſer d'entrer dans un plus long dérail.

DES

DES DÉRANGEMENS

De l'absorbtion & de la résorbtion. (*)

DE L'AUGMENTATION

De l'absorbtion du chyle.

LORSQUE l'on donne trop de nourriture aux animaux, & qu'on les tient renfermés, ils acquierent un embonpoint excessif, & quelquefois ils engraissent au point de ne pouvoir marcher. Il arrive la même chose aux personnes qui se livrent trop aux plaisirs de la table ; cet embonpoint est l'effet d'une trop grande absorbtion de chyle & d'un excès de nutrition ; tandis que la résorbtion, ainsi que les excrétions, faute d'exercice, sont diminués.

(*) L'absorbtion & la résorbtion peuvent être augmentées, diminuées, ou interceptées.

QUOIQUE le chyle, avant que d'être porté dans le torrent de la circulation, ait ſubi diverſes modifications pour pouvoir s'aſſimiler au ſang, cependant, lorſqu'il y eſt verſé en trop grande quantité, il doit cauſer des ſymptomes plus ou moins conſidérables.

PLUSIEURS perſonnes, pendant & après la digeſtion, éprouvent une légere ſtupeur avec envie de dormir; d'autres en reſſentent un effet contraire: tels ſont les convaleſcens, les gens foibles & ceux qui ſont menacés de phthiſie. Dans ces perſonnes, l'union du chyle au ſang augmente l'action du cœur & des vaiſſeaux ſanguins, & excite un léger moument fébrile accompagné d'une chaleur conſidérable à la paume des mains; elle cauſe auſſi une toux ſeche & convulſive. Ordinairement les ſymptomes ſe terminent quelques heures après, pour reparoître lorſqu'une trop grande quantité de chyle ſera de nouveau introduite & mêlée avec le ſang. Il faut auſſi convenir que la digeſtion contribue à produire ces affections. C'eſt pour les éviter que l'on conſeille de nourrir ces malades avec du lait, ou d'autres ſubſtances faciles à digérer, & priſes pluſieurs fois par jour, mais en petite quantité.

CETTE précaution eſt très-néceſſaire encore lorſque l'on a ſouffert long-temps la faim, que l'on eſt trop affoibli par des évacuations conſidérables, ou aprés des maladies graves. Ainſi l'on accoutumera par degrés l'eſtomac à digérer comme auparavant, & fourniſſant une petite quantité de chyle au ſang, on accoutumera peu-à-peu le cœur & les arteres au degré de ſtimulus, cauſé par le mélange du chyle au ſang.

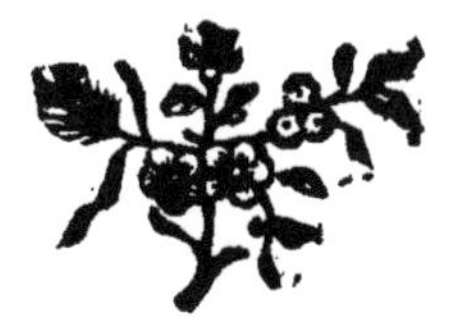

DE LA DIMINUTION

De l'abſorbtion du chyle.

SI le diametre des vaiſſeaux abſorbans diminue, la même quantité de lymphe ou de chyle ne pourra pas entrer dans les mêmes vaiſſeaux ; ce qui peut arriver lorſqu'il ſe trouve des matieres hétérogenes & ſtimulantes dans l'eſtomac ou dans les inteſtins. Ces ſubſtances, en irritant ces parties, criſperont l'orifice des extrémités des vaiſſeaux lactés, & l'abſorbtion du chyle ſera diminuée : de plus, ces matieres augmenteront le mouvement périſtaltique des inteſtins, & y détermineront un plus grand afflux d'humeurs, qui s'uniſſant à la bile, qui, dans pareilles circonſtances, eſt ordinairement très-abondante, cauſeront des dévoiemens bilieux & coliquatifs, comme on l'obſerve dans les dyſſenteries & dans les fievres que l'on nomme gaſtriques, vermineuſes, putrides, bilieuſes, &c. Dans ces cas, il eſt évident que l'évacuation de ces matieres irritantes eſt la premiere indication qu'il faut ſuivre. Après on doit chercher à diminuer la ſenſibilité des inteſtins, & à leur rendre le ton qu'ils avoient perdu.

DIMINUTION

De la résorbtion de la lymphe.

LA résorbtion de la lymphe peut diminuer lorsque les vaisseaux lymphatiques sont attaqués de crispations ou contractions spasmodiques, comme dans les coliques nerveuses, dans les affections vermineuses, hystériques & hypocondriaques. Il paroît vraisemblable que l'œdeme des extrémités que l'on observe assez fréquemment dans les femmes hystériques, dépend ou d'une foiblesse générale du systême des solides, ou d'une contraction spasmodique des vaisseaux lymphatiques, ou bien de ces deux causes réunies. Dans ces cas, ou dans de semblables, les remedes antispasmodiques devroient être très-utiles & agir comme diurétiques. En effet, j'ai vu un malade très-sensible & très-irritable, menacé de l'anasarque, qui avoit fait usage inutilement de la scille des différentes pilules diurétiques, des sels mercuriels, de la terre folue de tartre, &

de divers autres remedes stimulans, sudorifiques, diurétiques, &c. Les urines étoient toujours moins abondantes. La liqueur anodine d'Hoffman, le laudanum liquide de Sydenham, le camphre & les émulsions calmantes, furent pour lui les meilleurs diurétiques.

Le mois de juillet 1785, j'ai vu à Paris un abbé Irlandois, qui, après avoir été en Amérique pendant la guerre en qualité d'aumônier, revint à Paris où il fut attaqué d'une fievre quarte, qui ne le quittoit pas depuis neuf mois; il avoit trente-six ans; il étoit d'un tempérament bilieux, avoit la fibre seche & très-irritable; la région des hypocondres étoit un peu enflée & dure; il avoit tantôt le dévoiement, tantôt il ressentoit des aigreurs & avoit un vomissement opiniâtre. Les sueurs & les évacuations qui survenoient à la fin des accès, avoient beaucoup affoibli le malade qui étoit auparavant gros, gras & robuste. On lui avoit recommandé une diete légere & végétale, on lui avoit fait prendre plusieurs tisanes purgatives, le petit lait, la crême de tartre, le tartre émétique en lavage & d'autres remedes semblables. Enfin on avoit eu recours à la poudre de quinquina, qui, quoique prise souvent & à grande dose, fut inutile. L'inefficacité de ce spécifique me parut dépendre de ce qu'il n'étoit pas retenu dans le corps assez long-temps pour être absorbé en partie, & produire les changemens nécessaires. Le vomissement & le dévoiement dont le malade étoit affecté, s'y opposoient. Je crus d'après cela, que l'indication principale étoit de diminuer l'irritation de tout le systême des solides, de diminuer le mouvement péristaltique des intestins, & de s'opposer au vomissement. Les bains, la thériaque, les calmants, l'opium & ses préparations, me parurent donc les remedes les mieux indiqués, & je les fis substituer au petit lait & aux tisanes purgatives : je recommandai en même temps au malade d'abandonner l'usage des végétaux, & d'y substituer une diete animale, comme mouton, gibier, ou d'autres substances nutritives, corroborantes, qui me parurent plus faciles à être digérées que les végétaux, dans un estomac qui séparoit des sucs gastriques tendans à l'acescence. Après le changement dans le traitement, le malade se trouva beaucoup mieux en très-peu de temps, & par l'usage des remedes ci-dessus, le vomissement & le dévoiement avoient disparu. Le quinzieme jour de ce traitement, aussi-tôt que l'accès fut passé, je lui fis prendre deux gros de quinquina rouge en poudre infusé dans du vin de Bourgogne ; il prit cette potion trois fois dans la journée, & la continua pendant quinze jours. Avant chaque dose, je lui faisois prendre dix gouttes de laudanum liquide de Sydenham. Le malade se trouva guéri le dix-huitieme jour. Je lui fis continuer le remede matin & soir pendant un mois encore. Le malade se trouva de mieux en mieux, & vers l'automne il passa en Angleterre, où il se proposoit de continuer l'usage de l'infusion de quinquina. Ce fait, ainsi que plusieurs autres semblables, prouvent que lorsque les vaisseaux lactés sont dans un état de crispation, & que le mouvement péristaltique ou antipéristaltique des intestins est trop augmenté, & que l'on est obligé de prescrire des médicamens irritans, il faut les unir à des calmans pour en faciliter l'absorbtion. On peut aussi parvenir à ce but en prenant ces remedes, soit avant, soit tout de suite après le repas.

Si à la suite d'une foiblesse, soit

héréditaire, soit accidentelle des solides; si, à la suite de quelque maladie organique partielle, les forces de la vie sont diminuées; l'action des solides sur les fluides sera moins forte; la circulation du sang sera plus lente; le cœur & les arteres se contractant avec moins de force, avec plus de lenteur & avec moins de fréquence, il s'ensuivra que les sécrétions & les excrétions seront plus ou moins diminuées & viciées. La partie séreuse du sang trop abondante & superflue, ne sera plus séparée ni expulsée. Cette sérosité retenue dans les vaisseaux rendra le sang trop fluide, & moins propre à fortifier les solides, & à exciter chez eux les mouvemens nécessaires à la vie.

Les sucs gastriques moins actifs, ou séparés en moindre quantité, ne dissoudront pas les alimens, ou n'en feront qu'une digestion imparfaite. Le chyle mal préparé qui en résultera, absorbé en partie & mêlé avec le sang, le rendra plus aqueux; ce qui augmentera la foiblesse des vaisseaux & de tout le systême des solides. Les arteres étant très-relâchées & presque privées de leur force élastique, irritable & contractile, laisseront échapper une très-grande quantité de parties séreuses. Les vaisseaux lymphatiques eux-mêmes affoiblis & presque paralytiques, deviendront moins propres à l'absorbtion d'une aussi grande quantité de lymphe. Cette lymphe n'étant pas absorbée en entier, elle s'épanchera de cellule en cellule ou dans quelque cavité, & donnera lieu aux œdemes & aux collections d'eaux : aussi observe-t-on fréquemment ces maladies, lorsque l'on rencontre des obstructions dans les visceres, ou quelqu'autre vice organique. On les observe aussi après de longues & graves maladies à la suite des saignées fréquentes & trop copieuses, à la suite des hémorragies & évacuations trop long-temps soutenues ; on les observe fréquemment après l'usage des remedes que l'on nomme fondans. En effet lorsque l'on fait usage de ces remedes pendant trop long-temps pour fondre des obstructions déja skhirreuses ; elles agissent également, & peut-être plus encore sur les parties saines que sur les parties malades, & par cette action ils ne font qu'augmenter la dissolution du sang, & diminuer la force des solides ; ce qui augmente la tendance à l'anasarque & à l'hydropisie. Les guérisons de semblables maladies, & les avantages que l'on obtient lorſque l'on peut exciter l'action abſorbante des vaiſſeaux lymphatiques, prouvent que ces maladies dépendent en partie de ce que la force abſorbante des vaiſſeaux lymphatiques eſt trop foible & preſque nulle. Nous parlerons des moyens d'augmenter l'action abſorbante de ces vaiſſeaux à l'article ſuivant.

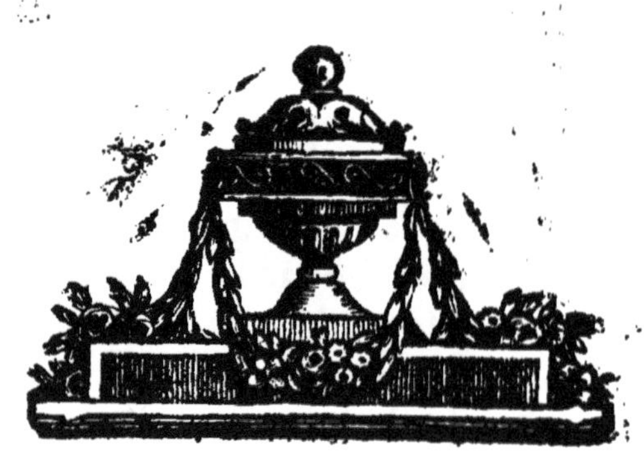

DE L'AUGMENTATION

De la résorbtion de la lymphe.

LORSQUE l'absorbtion du chyle est diminuée, & que la résorbtion des particules animales est augmentée, ainsi que la transpiration insensible, il s'ensuivra la perte de l'embonpoint, la consomption & la mort, comme nous l'avons dit ailleurs. La résorbtion de ces substances paroît augmenter lorsque la réparation ne se fait pas également ; ce qui arrive dans les fievres où l'on voit que le malade qui étoit très-gras, devient en peu de temps maigre, sec, & avec une figure hyppocratique.

LES personnes occupées à des exercices violens, sont en général très-maigres, parce que la résorbtion & la déperdition des substances animalisées sont très-augmentées. L'absorbtion du chyle n'étant pas suffisante pour compenser les pertes, souvent les vaisseaux lymphatiques réabsorbent la graisse ; ce qui faisoit l'embonpoint ; & telle est la cause de la maigreur que l'on voit ſuccéder à ce premier état.

Une évacuation trop abondante & trop long-temps ſoutenue, un ulcere ou une plaie qui donnent une très-grande quantité de pus, ſont autant de cauſes qui augmentent la réſorbtion, ſoit en ſtimulant & produiſant une fievre lente, ſoit en portant hors du corps une trop grande quantité d'humeurs. A cette perte d'humeurs ſe joint celle des forces vitales. L'eſtomac devenu trop foible ſera incapable de ſéparer des ſucs gaſtriques propres à faire une bonne digeſtion. Les alimens qui dans un autre temps ayant été changés en chyle & abſorbés, auroient compenſé les pertes journalieres & auroient ſoutenu les forces; étant mal digérés, ne ſeront point propres à être abſorbés, & ſeront retenus dans les inteſtins, où ils cauſeront des diarrhées colliquatives qui diminueront de plus en plus la maſſe des humeurs. Les parties ſolides ſeront auſſi peu à peu réſorbées ſans être renouvellées; d'où il s'enſuivroit l'évacuation & la mort, ſi l'art ne nous fourniſſoit des remedes propres à diminuer les évacuations, ſi l'on ne trouvoit dans des alimens faciles à digérer, des corroborans propres à soutenir ou à augmenter les forces vitales.

NOUS avons vu plus haut que la résorbtion augmente lorsque les parties sont pendant quelque temps comprimées; ce qui arrive non-seulement aux fluides, mais même aux parties molles & solides. On a observé que la pulsation continuelle d'une artere anevrismatique sur un os, & la pression des tumeurs enkistées qui ont lieu dans la dure-mere, dans le cuir chevelu ou dans le front, augmentent la résorbtion des parties qu'elles compriment.

L'ABSORBTION augmente lorsque quelques glandes ou des cavités sont trop distendues; par exemple, les glandes mammaires trop distendues par le lait, favorisent l'action absorbante des vaisseaux lymphatiques voisins, comme nous l'avons dit plus haut.

ON a observé quelquefois que les eaux accumulées dans le bas-ventre, après avoir fait une ascite rebelle, étoient absorbées en très-peu de temps & portées à quelque émunctoire. Il semble que les eaux accumulées en quantité suffisante pour produire une distention donnée & nécessaire, peuvent délivrer les vaiſſeaux lymphatiques de leur état paralytique, & les exciter à l'abſorbtion.

Le mouvement antipériſtaltique des inteſtins augmente la réſorbtion. Le docteur *Hunter* diſoit avoir vu un bubon ſe diſſiper en trois heures par l'action du vomiſſement. Il y a pluſieurs exemples de tumeurs qui ont été diſſipées après l'uſage des émétiques. Dans les tumeurs lymphatiques des articulations, pluſieurs médecins & chirurgiens en uſent avec ſuccès.

Il me paroît tres-vraiſemblable que le mouvement antipériſtaltique & les efforts que l'on fait en vomiſſant, puiſſent augmenter la réſorbtion dans toutes les parties du corps, & conſéquemment dans la partie où la lymphe eſt épanchée. En effet, les émétiques doivent certainement augmenter l'action des vaiſſeaux lactés & des vaiſſeaux lymphatiques de l'abdomen & du thorax, & par conſéquent faciliter le cours du chyle par le canal thorachique. Dans le vomiſſement le diaphragme eſt porté avec force de bas en haut ; dans les mouvemens ce canal thorachique ſera comprimé, & le chyle & la lymphe contenus dans sa cavité, seront forcés à se porter plus haut, en suivant la direction des valvules. Le chyle & la lymphe retenus dans le mésentere, seront aussi comprimés par l'action des muscles du bas-ventre, qui, dans les efforts que l'on fait pour vomir, comprennent les visceres qui y sont contenus; & par-là il se formeroit un vuide dans le canal thorachique & dans les vaisseaux lactés. Ce vuide sera bientôt rempli par une lymphe nouvelle, qui sera absorbée par les vaisseaux lymphatiques du bas-ventre: & ceux-ci en se vuidant pomperont la lymphe des glandes inguinales & lombaires; celles-ci vuidées à leur tour, seront remplies par la lymphe que les vaisseaux des extrémités résorbent; & en effet s'il existe une collection de lymphe dans ces parties, pourquoi ne seroit-elle pas résorbée?

Les exemples d'anasarques guéris par l'usage des émétiques répetés, sont très-fréquens, & un vomissement spontané de sérosité plus ou moins continué, a guéri plusieurs hydropisies ascites qui avoient été long-temps rebelles à tous les remedes que l'art nous offre.

L'EXPÉRIENCE journaliere semble

prouver que l'accès de l'air athmosphérique dans une plaie ou dans un ulcere, augmente la resorbtion de la matiere séparée dans la partie malade; pour cette raison on garantit les parties du contact de l'air le plus qu'il est possible. Le docteur *Hunter* conseilloit à ses auditeurs, de ne faire l'ouverture des grands abcès, que dans le cas de nécessité; & lorsqu'ils seroient obligés à les faire, de la pratiquer de maniere qu'elle ne fût pas trop étendue.

PAR cette raison, plusieurs ont recommandé & pratiqué la ponction des abcès, comme dans l'hydropisie ascite. D'autres conseillent d'introduire un séton dans la partie supérieure de la tumeur, & de le faire sortir par une contre-ouverture faite à la partie la plus déclive, & de procurer ainsi peu à peu l'écoulement des matieres contenues, sans exposer autant de parties internes & malades au contact de l'air.

PAR l'accès de l'air le pus contenu dans la plaie, ou dans l'abcès qui a été ouvert, doit changer de nature, & devenir plus irritant. Les vaisseaux sanguins doivent apporter une plus grande quantité d'humeurs à cette partie. Ces humeurs mal préparées & mêlées avec les anciennes, constitueront un pus ichoreux, qui étant en partie absorbé, changera la nature des humeurs, en joignant à cela l'irritation faite à la partie opérée, & à tout le reste du corps. Il s'ensuivra une fievre lente & le marasme qui sont ordinairement les suites de pareilles opérations.

IL me paroît encore probable que lorsque l'on ouvre un abcès avec le bistouri, en quelque sens que soit faite l'incision, plusieurs vaisseaux lymphatiques, soit entamés, soit profonds, doivent être coupés transversalement. Supposons un abcès dans la partie interne de la cuisse que l'on ouvre avec le bistouri. Les vaisseaux lymphatiques cutanés, qui se portent du pied pour aller aux glandes inguinales, & qui y portent la lymphe des extrémités du même côté, seront coupés; & alors ils verseront dans la plaie, cette même quantité de lymphe qu'ils avoient absorbée, pour la porter aux glandes. *M. Patek* rapporte qu'un garçon de onze ans, s'étant légérement blessé à la partie interne de la cuisse, il s'écoula par la plaie plus de cinq livres de lymphe en trois jours de temps. Cet écoulement de lymphe venoit de quelques vaisseaux lymphatiques qui avoient été coupés ; il n'est donc pas extraordinaire de voir s'accumuler dans des plaies & des abcès ouverts, une très-grande quantité d'humeurs. Il me paroît aussi vraisemblable que les extrémités des vaisseaux lymphatiques coupés, qui se continuent jusqu'aux glandes inguinales, étant plongées dans le pus, doivent en absorber une partie portée aux glandes inguinales & les engorger, comme on l'observe très-fréquemment.

Il me paroît d'après cela, que l'usage des scarifications faites aux parties affectées de gangrene, devroit être borné à très-peu de cas. Je ne parle pas des profondes incisions que l'on pratique pour embaumer des parties attaquées de la gangrene ; mais je parle des scarifications que l'on pratique aux extrémités des orteilles, ou bien ailleurs, lorsqu'il existe un ulcere gangréneux & chronique. Ces scarifications sont recommandées par plusieurs chirurgiens, afin de procurer une issue plus libre à l'humeur gangréneuse, qui, selon eux, circule avec le sang, & qui se déposant dans l'ulcere, en empêche la guérison. D'autres recommandent ces scarifications, pour exciter une vraie & simple inflammation, qui borne l'inflammation gangréneuse, & qui charge la surface de la plaie, afin qu'il se sépare un pus louable.

JE demanderois aux premiers, sur quoi ils fondent l'existence de l'humeur gangréneuse circulant avec le sang. La facilité avec laquelle on obtient la guérison d'une plaie faite à une autre partie du corps, différente de celle qui est affectée de la gangrene, me paroît prouver le contraire.

EN 1784, j'ai vu dans les hôpitaux de Londres, plusieurs soldats & matelots, qui depuis plusieurs mois avoient les extrémités des pieds affectés de la gangrene, qui leur avoit fait perdre les doigts. Le froid auquel ils avoient été exposés pendant la derniere guerre, avoit été la cause de ces maladies, dans le même temps que l'on pratiquoit en vain différens moyens pour guérir les ulceres gangréneux; une simple blessure faite à quelqu'autre partie du corps, se guérissoit aussi-tôt qu'elle étoit réunie. Souvent les progrès de la gangrene sont différens. Quelquefois ils obligent à pratiquer l'amputation d'une jambe, pendant que l'autre pied donne eſpérance de guériſon. Dans ces cas, l'on obſerve preſque toujours que le moignon de la jambe amputée guérit le premier; ce ſeroit donc en vain que l'on pratiqueroit des ſcarifications juſqu'à la partie vive, pour faciliter l'écoulement des humeurs gangréneuſes que l'on imagine circuler avec le ſang. Au contraire, d'après une telle pratique, l'on expoſeroit au contact de l'air athmoſphérique de nouvelles parties; les vaiſſeaux lymphatiques, qui vraiſemblablement n'abſorbent pas, parce que leurs extrémités attaquées de la gangrene étoient dans un état d'inaction & de mort, coupés par les ſcarifications, ne ſeront plus oblitérés; & ils abſorberont alors de la lymphe unie à de l'ichor gangréneux, & la porteront aux glandes voiſines, que l'on voit dans ces cas ſe tuméfier, & quelquefois même s'enflammer.

Dans le ſecond cas, je craindrois par l'uſage des ſcarifications faites ſur la partie vivante d'augmenter l'inflammation gangréneuſe, au lieu d'en exciter une ſimple. Si la ſenſibilité de la partie & les forces du malade n'étoient pas trop grandes; ſi la figure externe de l'ulcere me faisoit appercevoir que l'organisation des extrémités des vaisseaux, & les bords de la plaie étoient la cause de l'opiniâtreté de la maladie, je me déciderois à avoir recours à des moyens qui pussent changer la surface de l'ulcere, afin qu'il séparât une lymphe coagulable & un pus louable, comme celui que l'on rencontre dans des plaies simples. Mais si ces circonstances ne se réunissoient pas, je croirois plus prudent d'abandonner la guérison aux forces de la nature, en diminuant celles du malade, si elles étoient trop fortes; en les augmentant si elles étoient trop foibles, & en les soutenant si elles étoient suffisantes.

Les vaisseaux lymphatiques, selon *Jean Hunter*, concourent à la guérison de ces maladies, en rongeant comme des chenilles, les parties mortes qui sont en contact avec les vivantes; ce qui arrive même dans les os, lorsqu'une partie d'os se meurt, les vaisseaux lymphatiques qui l'entourent, commencent à l'entamer dans différens points, & marquent un cercle où la portion de l'os mort se sépare de la vivante, pourvu toutefois que les forces vitales suffisent si la partie de l'os qui reste isolée, se trouve renfermée dans quelque partie ; elle commence à agir comme corps étranger, irrite & enflamme les parties voisines, & produit un abcès qui s'ouvre naturellement à l'extérieur, si la main du chirurgien qui prévoit le pénible ouvrage de la nature, n'en pratique l'extraction.

La séparation des parties mortes, des vivantes, dans les muscles, dans les vaisseaux, dans le tissu cellulaire & autres parties du corps, se fait de la même maniere, comme on le voit lorsque l'on applique de la pierre à cautere sur la peau, la partie de la peau attaquée meurt ; c'est alors que l'on commence à appercevoir un cercle autour de la partie, & en peu temps elle reste isolée. Enfin elle se sépare & tombe. C'est pour cela que le docteur *Hunter* dans les plaies gangréneuses, recommandoit l'usage du quinquina, & des corroborans en général, pour soutenir les forces de la nature. Et *M. Pott* a recommandé aussi d'unir au quinquina, l'opium comme calmant & corroborant en même temps, afin que l'opération de la nature ne fût pas interrompue.

En parlant de la résorbtion des substances épanchées dans différentes parties du du corps, nous avons vu que l'air athmosphérique épanché dans le tissu cellulaire, peut être résorbé sans causer aucun accident grave; mais il n'en est pas de même lorsque l'air pénétre dans quelque grande cavité, dans la paracentese, par exemple, à l'issue des eaux qui formoient l'hydropisie ascite, on pratique des bandages compressifs, ou bien l'on charge un aide de comprimer les parois du bas-ventre, du côté opposé à l'ouverture. Dans ces cas, les pressions doivent être égales & continues, & sur-tout lorsqu'il ne reste plus qu'une petite quantité d'eau; car si elles étoient successives ou interrompues, il se pourroit faire un vuide à l'ouverture de la canule qui laisseroit entrer dans la cavité du bas-ventre, une quantité plus ou moins considérable d'air, qui, unie à d'autres causes, produiroit des accidens très-graves, tels que l'inflammation du péritoire, suite très-fréquente de cette opération.

Pour défendre les cavités internes de l'accès de l'air athmosphérique, il est des cas où l'on ne doit pas ouvrir certaines tumeurs enkistées, comme les idatides, hydropisies d'ovaires, ou autres tumeurs placées près des os, parce que les parois du ſac pourroient être adhérentes à différentes parties oſſeuſes qui les entourent ; & alors en évacuant les eaux ou autres matieres contenues dans le ſac, ces parois tenant à des parties immobiles, ne pourroient pas s'affaiſſer, comme il arrive aux parois de la veſſie, même dans un état de paralyſie, lorſque l'on évacue les urines avec la ſonde.

L'AIR athmoſphérique introduit dans les grandes cavités, produiroit des effets plus ou moins conſidérables, ſelon ſa qualité, ſelon la ſenſibilité & la délicateſſe de la partie, & ſelon l'état du malade : en général ces effets ſont très-graves.

LA réſorbtion ainſi que la tranſpiration inſenſible augmenteront encore par les frictions, par les ſinapiſmes & les véſicatoires, par l'uſage de pluſieurs remedes corroborans ; dans les cas de collections ſéreuſes, les purgatifs draſtiques & les diurétiques ont été mis en uſage avec ſuccès, principalement lorſque la cauſe de la maladie n'étoit pas un vice organique. La ſcille, la digitale pourprée, pluſieurs préparations mercurielles, & même les frictions faites avec l'onguent mercuriel, ont été recommandées, & derniérement on les a trouvés utiles dans l'hydrocéphale; on a aussi recommandé plusieurs autres remedes stimulans. Il y a plusieurs exemples où ces remedes, pris ensemble ou séparément, ont rempli les vœux des médecins & des malades.

INTERCEPTION

Du mouvement progressif du chyle, de la lymphe ou d'autres substances.

L'Oblitération du canal thorachique, les obstructions des glandes du mésentere, peuvent intercepter le mouvement progressif du chyle dans le canal thorachique. Les obstructions des glandes axillaires, des inguinales & des iliaques, retiennent la lymphe dans les extrémités, & causent des oedemes dans ces parties. De même l'on voit les bandages trop serrés dans les parties supérieures des extrémités, empêcher que la lymphe & une partie du sang, qui passe des arteres profondes à ces parties, ne montent au-dessus de la ligature, pour retourner au cœur. En général on recommande de semblables compressions ou ligatures, pour diminuer la quantité des humeurs qui circulent dans les parties supérieuses à la ligature, & particuliérement dans la tête & dans les environs du cœur; mais si les ligatures ſont trop étroites & trop long-temps continuées, la lymphe & les autres humeurs retenues au-deſſous de la ligature, diſtendent la partie inférieure. Cette diſtention ſera ſuivie de douleur & d'inflammation. Enfin, la gangrene ſeroit la ſuite de ces ligatures, ſi on ne les ôtoit pas. C'eſt pour cela que les chirurgiens, lorſqu'ils ſont obligés de faire des bandages très-ſerrés ſur une jambe ou bleſſée ou fracturée, commencent le bandage par les extrémités des doigts, pour le terminer à la partie ſupérieure de l'extrémité affectée.

M. DESAULT, dans l'opération de l'anevriſme, recommande de ne faire aucun bandage autour du membre opéré, qui puiſſe intercepter le cours du ſang & de la lymphe; il attribue la gangrene qui ſurvient, à l'irritation & l'inflammation qui augmenteroit par un bandage trop ſerré, & non pas au défaut de nourriture : il dit s'être aſſuré par des expériences répétées ſur des animaux, que la quantité infinie de petites ramifications cutanées & autres, ſuffiſent pour permettre le paſſage libre au ſang néceſſaire à la vie & à la nutrition de la partie, ſans autres vaiſſeaux collatéraux. C'eſt d'après cela qu'il cherche en opérant, à diminuer le plus qu'il lui eſt poſſible, toutes les cauſes qui peuvent irriter & produire une inflammation trop forte, qui ſe termine ordinairement en gangrene.

JE lui ai vu pratiquer cette opération à la cuiſſe ; l'artere crurale avoit été bleſſée par une chevrotine dans ſa partie moyenne & inférieure. Le ſang qui s'étoit extravaſé, & qui fut extrait pendant l'opération, fut jugé peſer cinq livres. L'opération, quoique compliquée, ne fut pas extrêmement douloureuſe. Le malade trois mois après s'en retourna chez lui entiérement guéri. Il fit encore quelques jours après l'opération d'un anevriſme vrai à l'artere poplitée. *M. Deſault* fit une ſimple inciſion aux tégumens ſur la partie ſupérieure du ſac, & lia l'artere après l'avoir ſéparée du nerf au-deſſus de la tumeur, appliqua enſuite un bandage ſimple & très-peu ſerré, pour ne pas diminue le diametre des petits vaiſſeaux ſuperficiels, tant ſanguins que lymphatiques ; ce qui auroit donné lieu à l'œdeme & à la diſtention de la partie dont l'irritation auroit augmenté l'inflammation.

M. DESAULT ayant vu dans des cadavres des oblitérations d'arteres au-dessous & au-dessus du sac anevrismatique, qui étoit lui-même oblitéré, jugea que cette oblitération avoit été la cause de celle de la portion supérieure & inférieure de l'artere, en ce qu'elle avoit empêché le sang de circuler, comme on voit tous les canaux artériels s'affaisser & s'oblitérer lorsqu'il n'y passe plus de sang ; c'est pour cela que dans les anevrismes vrais des gros vaisseaux, il ne pratique pas deux ligatures, & qu'il ne fait pas non plus l'ouverture du sac anevrismatique ; il se contente d'en faire une seule au-dessus du sac, si cela est possible, ou bien au-dessous, si la disposition des parties le demande. Par cette ligature simple, il empêche le sang de se porter dans le sac & de circuler dans les vaisseaux dilatés, il tâche de faciliter l'oblitération & l'affaissement du sac par une compression graduée. Le malade dont il a été question ci-dessus, fut opéré dans le mois de juin ; quoiqu'extrêmement sensible & irritable, il donna peu de jours après des espérances d'une prompte guérison, qui cependant a été prolongée par différens accidens,

& par une nécrose qui l'a conduit au tombeau onze mois après l'opération. D'après ce que nous avons dit, il est évident que l'on ne doit pas conseiller des compressions sur la tumeur d'une artere dilatée. Si ces compressions sont peu serrées, elles sont inutiles; si elles le sont trop, elles oblitérent le diametre des vaisseaux sous-cutanés, & diminuent celui des collatéraux, ce qui s'oppose à l'affaissement du sac anevrismatique. De plus, par une compression continuelle, les parois du sac peuvent contracter de fortes adhérences avec les parties voisines, & rendre par-là l'opération plus difficile lorsque l'on sera obligé de la faire. Ces mêmes parois peuvent encore s'enflammer, & faciliter la rupture du sac, & par-là d'un anevrisme vrai, en faire un mixte. La peau pourroit aussi se rompre, & donner lieu à une hémorragie mortelle.

Il n'en seroit pas de même, si l'on pouvoit faire la compression de l'artere au-dessus de la tumeur anevrismatique, sans comprimer les parties malades : j'ai vu faire la compression de l'artere axillaire au-dessus de la clavicule, dans l'anevrisme de la partie inférieure de cette artere, moyenant un bandage particulier. Il seroit à desirer que l'on pût trouver le moyen de faire une pareille compression aux autres arteres au-dessus de la partie qui est attaquée d'anevrisme, sans gêner, en même temps, la circulation du sang & de la lymphe dans les autres vaisseaux, & sans comprimer une partie déja malade. Ces précautions paroissent être nécessaires encore dans l'opération de l'anevrisme, & il semble que *Hunter* en a senti l'importance. Il s'est déterminé d'après cela, à pratiquer la ligature de l'artere crurale à la partie interne & inférieure de la cuisse dans l'anevrisme de l'attere poplitée; il a pratiqué cette opération à l'hôpital de Saint-George, le 12 décembre 1785. Le malade quitta en peu de temps l'hôpital, & je l'ai vu six mois après entiérement guéri des accidens de l'anevrisme; la tumeur, qui étoit très-considérable, étoit presque réduite à un tiers, ce qui ne gênoit pas du tout le malade; dans ce cas, la ligature de l'artere crurale est plus facile à pratiquer que celle de la poplitée, & les parties blessées dans cet endroit, se cicatrisent plus aisément.

§ V.

La matrice dans l'état de grossesse, & vers le neuvieme mois, appuyant sur le bord supérieur du bassin, comprime les vaisseaux lymphatiques des extrémités inférieures, à l'endroit où ils entrent dans le bassin sur le ligament de Poupart. Par cette interception du cours progressif de la lymphe, elle reste retenue dans les parties inférieures, & produit un œdeme qui ordinairement ne se dissipe pas avant que la matrice ne se soit contractée, & n'ait chassé au dehors ce qu'elle contenoit: alors elle diminue de volume, & l'obstacle qui empêchoit le passage de la lymphe, est ôté. Dans ce cas, l'on doit encore considérer comme cause de l'œdeme, la compression des veines caves & iliaques, faite par la matrice même, ce qui gêne le retour du sang dans les parties supérieures; & de-là, les veines des extrémités inférieures deviennent variqueuses.

Lorsque la mere ne nourrit pas son enfant, ou que la nourrice cesse de l'allaiter, les mammelles de ces femmes s'enflent, s'engorgent, & deviennent douloureuses; c'est le lait qui continue à se séparer sans être évacué, qui est la cause de la distention des mammelles,

& ne pouvant vaincre la résistance du tissu particulier & élastique qui environne les conduits laiteux, il entre peu-à-peu dans les vaisseaux lymphatiques mammaires, & passe dans le canal thorachique, où il se mêle avec le chyle & la lymphe qui s'y trouvent. Enfin, il passe dans le torrent de la circulation; & mêlé avec le sang de la même maniere que la lymphe & le chyle, il entre dans le cœur, dans les poumons, revient au cœur, & est poussé dans les arteres qui montent & qui descendent, pour se répandre dans toutes les parties du corps.

LA résorbtion d'une humeur qui étoit déja destinée à sortir du corps, doit augmenter la masse du sang & donner lieu à cet état, que dans les écoles on appelle *pléthore*. Si l'on fait une saignée & que l'on examine le sang dans une pareille circonstance, on ne trouvera pas de lait, de même qu'on ne trouve pas du chyle dans le sang que l'on tire quelque temps après la digestion. Ces substances ainsi que la lymphe étant portées dans le torrent de la circulation, se mêlent & se confondent avec le sang. C'est alors que tous les organes destinés aux ſecrétions & aux excrétions pourront ſéparer une plus grande quantité d'humeurs, ſoit pour des uſages particuliers, ſoit pour en expulſer la quantité ſurabondante. En effet, on voit ordinairement dans ce cas, la matrice filtrer une plus grande quantité de lochies. Quelquefois les poumons ſéparent une plus grande quantité de mucoſités, tantôt plus tantôt moins épaiſſes. Les reins & la peau filtrent plus abondamment de l'urine & de la matiere tranſpirable d'une odeur particuliere. Le foie & les inteſtins ſéparent plus de bile & plus d'excrémens; mais toutes les ſubſtances ne ſont pas du lait, il n'y a que les glandes mammaires qui puiſſent le ſéparer, comme il n'y a que le foie qui ſépare la bile, les reins, l'urine, & les teſticules la ſemence.

Si, par quelque cauſe accidentelle, ces évacuations n'avoient point lieu, il eſt évident qu'il y auroit chez les femmes une ſurabondance d'humeurs, qui gêneroit plus ou moins l'action libre des fonctions.

Si une ou pluſieurs évacuations venoient à ſe ſupprimer, comme l'urine, la tranſpiration inſenſible ou autres chez les hommes ou chez les femmes lors même qu'elles ne ſont point en couche, il en ſurviendroit des maladies plus ou moins graves, la circulation du ſang commenceroit à s'accélérer, la reſpiration deviendroit plus fréquente & gênée, la chaleur & la ſécheresse de la peau augmenteroient, toutes les ſecrétions & les excrétions diminueroient. Dans cet état, s'il ſe trouve une partie mal organiſée ou un peu plus foible ou plus expoſée qu'une autre, il ne ſera pas étonnant ſi elle en eſt idiopatiquement & gravement attaquée. Si c'eſt le cerveau, il ſurviendra des douleurs de tête, une phrénéſie ou une apoplexie; ſi c'eſt le poumon, on verra naître des pleuréſies, des hémophtiſies, &c. &c.; ſi ce ſont les viſceres du bas-ventre, diverſes affections de ces parties pourront avoir lieu. Si le malade a été ſujet à des convulſions, à l'épilepſie, ou à d'autres maladies nerveuſes, ces affections pourront alors être excitées de nouveau. Dans ces circonſtances, on ne cherche pas dans le fait la cauſe de la maladie, & on ne dit pas que c'eſt une métaſtaſe de lait, d'urine ou de matiere tranſpirable; mais lorſqu'une maladie quelconque ſurvient aux femmes en couche, pourquoi dira-t-on que c'est toujours le lait qui s'est porté au cerveau pour y causer une phrénésie, une apoplexie, ou une épilepsie laiteuse; qu'il s'est épanché dans le tissu des muscles & des ligamens capsulaires pour exciter un rhumatisme articulaire, laiteux; qu'il s'est porté au poumon pour donner lieu à une pleurésie, ou à une hémopthisie laiteuse? Enfin, pourquoi si ces dernieres maladies dégénerent en phthisie, la nommera-t-on phthisie laiteuse, quoique l'on voie que les crachats sont formés par du pus & non pas par du lait?

Si dans une femme, par la délicatesse du tempérament ou par quelques autres causes, les mammelles ne se gonflent pas dans la grossesse ni après l'accouchement, c'est alors sur-tout que l'on craint les ravages du lait. Si une telle femme vient à tousser, si elle se plaint de douleurs de tête, ou de quelqu'autre partie du corps, c'est le lait, dit-on, qui s'est jeté sur ces différentes parties; s'il lui survient une fievre quelconque, on l'attribuera encore au lait. Mais si les mammelles ont toujours été dans un état de vacuité; si elles n'ont pas séparé une ſeule goutte de lait, comment pourra-t-on imaginer qu'il y ait du lait mêlé avec le ſang? ce ſeroit, ſelon moi, prétendre trouver de la bile ſans foie, du ſuc pancréatique ſans pancréas, ou bien de la ſemence ſans teſticules. Dans cette circonſtance, il exiſte bien dans le ſang une plus grande quantité de lymphe coagulable; mais ce n'eſt pas du lait, & elle ne le deviendra que lorſqu'elle aura été filtrée & élaborée dans les mammelles.

Si un accouchement accompagné de perte de ſang conſidérable, a affoibli une femme au point qu'il en ſoit réſulté de mauvaiſes digeſtions, *la cacochimie*, & enfin une infiltration ou épanchement de lymphe dans le tiſſu cellulaire, pourquoi appellera-t-on cette maladie un anaſarque laiteux, ou plus communément un lait répandu?

On ne dit pas que l'hydropiſie aſcite, l'hydropiſie de poitrine ou du péricarde, qui peuvent ſurvenir dans de pareilles circonſtances, ſoient formées par du lait, parce que la ponction fait voir que c'eſt de la ſéroſité ou de la lymphe que l'on tire, & non pas du lait. Or, ſi dans ce cas, c'eſt de la lymphe qui s'eſt épanchée dans le bas-ventre, dans la poitrine ou dans le péricarde, pourquoi lorsqu'il y a une filtration dans le tissu cellulaire, seroit-ce du lait qui s'y seroit épanché? & pourquoi appeller cet épanchement anasarque, laiteux?

LES femmes après l'accouchement sont sujettes à une maladie que *M. Levret* a appellée engorgement laiteux dans le le bassin & dans les extrémités inférieures. *Hunter*, ainsi que plusieurs autres ne concevant pas comment le lait pouvoit se porter à ces parties & produire une pareille maladie, se contentoient de dire que par l'effet d'une disposition vicieuse, la cuisse enfloit & devenoit douloureuse, &c.

ON observe ordinairement que cette maladie paroît quelques jours après l'accouchement. Les malades commencent à se plaindre ordinairement d'une douleur au pli de l'aine; en peu de temps la partie s'enfle & devient tendue, la tumeur s'étend evec une grande célérité, depuis les grandes levres, le long de la cuisse & de la jambe, jusqu'aux pieds. La partie conserve sa chaleur naturelle & n'est pas enflammée extérieurement, la tumeur est égale dans toute l'extrémité, elle eſt plus conſiſtante que dans l'anaſarque. Si l'on fait des ſcarifications à cette partie, il n'en ſort ni eau, ni autres fluides. Elle eſt très-égale, polie, luiſante & pâle; elle eſt également conſiſtante au tact dans toutes ſes parties, ſi l'on en excepte celles où l'on reconnoîtra des glandes lymphatiques qui ſont engorgées & dures. *M. White*, en conſidérant les ſymptomes & les affections particulieres qui accompagnent cette maladie, penſe qu'elle eſt une maladie locale, & qu'elle ne dépend pas d'un lait épanché dans cette partie. Il croit que la cauſe de cette maladie n'eſt autre choſe que la lymphe retenue & épanchée dans le tiſſu cellulaire de la cuiſſe, de la jambe & du pied. Il croit que la matrice pendant la groſſeſſe, appuyant ſur les bords du baſſin, comprime les vaiſſeaux lymphatiques qui paſſent ſur les ligamens de Poupart, pour entrer dans le baſſin, & que cette compreſſion rétient la lymphe dans les extrémités inférieures; que dans le temps de l'accouchement cette preſſion augmente, & que ces vaiſſeaux déja remplis de lymphe, ſont comprimés encore plus entre la tête du fœtus & les bords du baſſin; la lymphe ne pouvant pas rétrograder par la réaction très-forte des valvules, force la résistance des parois des vaisseaux lymphatiques & s'épanche peu-à-peu dans le tissu cellulaire de toute l'extrémité. Il en résulte une tumeur élastique, égale, luisante, pâle, & qui ne suppure pas. De-là il explique comment cette maladie survient aux femmes fortes comme aux foibles, soit qu'elles aient des lochies abondantes, soit qu'elles soient supprimées, soit qu'elles nourrissent ou qu'elles ne nourrissent pas, soit que le lait soit abondant, soit qu'il ne le soit pas, soit enfin qu'elles soient bien ou mal nourries. Il explique aussi comment cette maladie arrive quelquefois après le premier accouchement, le troisieme, le quatrieme; comment les femmes qui ont un accouchement laborieux ou facile en sont également attaquées, qu'elles soient plus ou moins jeunes, que le temps soit sec ou humide, pendant l'hiver comme pendant l'été. Il explique aussi pourquoi en général le côté sur lequel la malade étoit placée dans le temps des efforts de l'accouchement, se trouve plus souvent affecté que l'autre. Enfin il explique pourquoi cette maladie n'est pas encore survenue après une fausse couche. En effet, à quoi bon recourir au lait qui s'est porté & épanché dans la cuisse, pour expliquer la formation de la tumeur que nous venons de décrire, puisque la lymphe portée aux extrémités trouvant des obstacles à son retour, & une fois épanchée, suffit pour causer un œdeme considérable. Nous avons vu ailleurs que cinq livres de lymphe se sont écoulées en trois jours d'une petite plaie faite à la partie interne de la cuisse où quelques vaisseaux lymphatiques avoient été coupés. On peut juger par cet exemple de la quantité de lymphe qui est portée & reportée dans toutes les parties du corps; c'est une partie de cette lymphe, qui, selon *M. White*, sort des vaisseaux lymphatiques qui sont rompus pendant l'accouchement. Si l'on ne vouloit pas convenir avec *M. White* que la rupture des vaisseaux lymphatiques soit la cause de l'épanchement, pourquoi une irritation quelconque dans une partie de la jambe ou de la cuisse, ou un engorgement aux glandes inguinales, ou dans des parties voisines de ces organes, ne pourroient-ils pas déterminer une plus grande quantité de fluides vers cette partie, qui dans ce cas commenceroit par s'engorger, s'étendre, & finiroit par comprimer les parties voisines? Par cette compression le cours de la lymphe sera intercepté par la distention, augmentera à devenir plus sensible; les parties irritées s'engorgeront de plus en plus; les petites extrémités artérielles qui arrosent ces parties, laisseront échaper la partie la plus fluide du sang, c'est-à-dire, de la sérosité, de la lymphe, mais non pas du lait; car dans la cuisse il n'y a pas de glandes mammaires, & les petites arteres qui arrosent ces parties ne sont pas des conduis excréteurs des glandes mammaires. J'ai vu à l'Hôtel-Dieu survenir un œdeme très-considérable à la cuisse & à la jambe gauche d'un homme, auquel on avoit emporté un testicule bien malade avec une partie du scrotum exulcéré. Quelques jours après l'opération, le malade promettoit une prompte guérison; mais peu de temps après l'on vit dans la partie inférieure du scrotum des fungosités que l'on fut obligé d'emporter; malgré tout cela, il survint en très-peu de temps un œdeme à la cuisse du côté de la partie affectée. La tumeur étoit très-considérable. Tout le pied, la jambe & la cuisse paroissoient être trois fois plus volumineux qu'à l'ordinaire ; la chaleur de la partie n'avoit ni augmenté ni diminué ; la tumeur étoit égale, consistante, blanche, lisse & luisante ; le malade commença par sentir une douleur sourde & profonde dans le pli de l'aine. La cause de cette affection secondaire me paroît avoir été l'engorgement des glandes inguinales & iliaques, causé par les humeurs ichoreuses & viciées qui étoient résorbées par les vaisseaux lymphatiques du scrotum, qui aboutissent à ces glandes, lesqu'elles irritées, engorgées, devoient nécessairement s'opposer au cours progressif de la lymphe absorbée par les vaisseaux lymphatiques du pied, de la jambe & de la cuisse. Par cette rétention de lymphe, il devoit s'ensuivre le gonflement accompagné de l'irritation, & celle-ci devoit déterminer dans la partie irritée, une quantité de fluide d'autant plus considérable, que les parties voisines en pouvoient fournir davantage, & que la partie malade étoit plus susceptible d'être distendue. La tumeur quelque temps après se dissipa naturellement ; cette maladie ayant commencé dans cet homme de la même maniere que le dépôt laiteux commence chez les femmes, ayant été accompagné des mêmes symptomes, & ayant eu la même suite, je demanderai la permission d'appeller la maladie de notre homme, un dépôt laiteux, ou bien de douter que ce soit du lait qui s'épanche dans les pieds, dans les jambes & dans les cuisses des femmes.

J'AI vu du lait dans les glandes axillaires, & je conçois comment cela peut se faire; ce sont les vaisseaux lymphatiques mammaires qui absorbent le lait après avoir été préparé dans les mammelles, pour le porter dans le sang; mais si par la trop grande quantité de lait, ou par quelque vice organique de ces parties, elles s'engorgent, s'enflamment & suppurent, il est évident qu'il doit sortir de la plaie un vrai lait, & qui continuera aussi long-temps que la plaie sera ouverte; que les mammelles sépareront du lait, & que les vaisseaux lymphatiques en absorberont. Dans le mois d'août, j'ai vu aux écoles de chirurgie, une femme avec une fistule à la partie moyenne & interne de la cuisse. Il étoit sorti de la fistule, des petits morceaux d'une substance osseuse; les bords de la fistule étoient durs & calleux;

en comprimant la partie ſupérieure à la fiſtule, il en ſortoit un jet d'une humeur blanche, égale & reſſemblante à du lait. La femme qui diſoit n'avoir jamais fait d'enfant, ne concevoit pas comment du lait auroit pu ſe porter à cette partie pendant neuf ans que duroit ſa maladie. J'ai vu ſortir du nombril de deux femmes un pus blanc & égal, qui avoit la couleur & l'apparence du lait, pendant pluſieurs mois qu'elles ont vécu. Il y a pluſieurs exemples de cette affection chez les femmes nouvellement accouchées, & on pourroit croire que c'eſt une métaſtaſe laiteuſe, ſi on n'obſervoit pas cette maladie chez les hommes ainſi que chez les femmes qui n'ont jamais eu d'enfans. J'ai vu dans la ſalle des opérations de l'Hôtel-Dieu, un homme de 40 ans ou environ, qui, s'appercevant que ſon ventre ſe tuméfioit, ſe fit autour du corps un bandage très-fort & très-ſerré. Il s'enſuivit une ouverture fiſtuleuſe au nombril, qui, pendant ſept mois, donna iſſue à un pus très-blanc & égal, qui reſſembloit à celui que j'avois vu ſortir du nombril des femmes.

J'AI vu pluſieurs médecins & chirurgiens qui, en diſſéquant des femmes mortes de la fievre que l'on nomme puerpérale, disent avoir trouvé du lait tout pur, coagulé dans la capacité du bas-ventre; d'autres y ont trouvé la partie séreuse séparée de la caseuse. Oser douter de l'existence de ce lait que plusieurs savans disent avoir observé, paroîtra un peu extraordinaire, je demande aux partisans de cette opinion l'explication du fait suivant.

VERS la fin de juillet 1785, on a ouvert dans la salle des morts de l'Hôtel-Dieu de Paris, une femme morte de la fievre puerpérale, & un jeune homme qui avoit été opéré d'un bubonocelle. Deux jours après l'opération, j'avois vu le jeune homme avec des symptomes d'inflammation au bas-ventre, qui étoit enflé & douloureux. Le malade couché sur le dos étoit dans un état de stupidité, sa figure étoit plombée, la respiration très fréquente; le pouls frappoit avec une fréquence & une célérité incroyables, & l'on sentoit des soubresauts dans les tendons: le troisieme jour il mourut. On fit l'ouverture de ces deux cadavres dans le même endroit, dans le même temps; & ce furent les mêmes personnes qui firent l'ouverture des sujets en présence de plusieurs professeurs, du nombre desquels bre desquels étoit *M. Desault.* L'on trouva dans le bas-ventre de la femme, une substance blanche, séreuse, égale, & en quelques endroits coagulée. On ouvrit le bas-ventre du jeune homme, & on y trouva une substance blanche, séreuse, égale, & en quelques endroits coagulée. En un mot, elle étoit tout-à-fait ressemblante à celle que l'on voyoit dans le bas-ventre de la femme morte de la fievre puerpérale, & qui ressembloit à du lait. Les symptomes & le succès de ces deux maladies ayant été les mêmes, il est permis de douter que la substance que l'on observe dans le bas-ventre des femmes mortes de la fievre puerpéralle, soit véritablement du lait; & je crois pouvoir dire que notre jeune homme, ainsi que la femme, sont morts tous les deux d'une inflammation du bas ventre. Et pourquoi l'hernie étranglée & l'opération du bubonocelle n'auroit-elle pas pu produire chez ce jeune homme, ce que l'accouchement & une mauvaise disposition ont fait naître chez la femme morte de la fievre puerpérale? J'ai vu revenir cette même inflammation après le paracentese, après de grandes plaies qui pénétroient dans la cavité du bas-ventre, après l'opération césarienne, après la division du cartilage qui unit les os pubis, après l'opération de la taille par le haut appareil, &c.

LORSQUE cette inflammation ne se termine pas par résolution, il se fait par les vaisseaux artériels qui aboutissent dans l'abdomen, une transudation d'une lymphe coagulable qui s'épaissit, prend de la consistance & ressemble ainsi à du lait.

IL n'est pas étonnant que cette maladie & plusieurs autres surviennent principalement aux femmes en couche : qui ne sait pas qu'un changement subit de tout le corps, est une des causes des plus efficaces, & des plus puissantes pour guérir ou pour causer des maladies ? De volumineux que le ventre étoit avant l'accouchement, une minute après il s'applatit ; les visceres du bas-ventre qui étoient auparavant retenues, & je dirois presque forcées dans la cavité du thorax, descendent : étant plus libres ils reçoivent une plus grande quantité de sang. La matrice, en se contractant, n'en reçoit plus qu'une très-petite quantité. Le fœtus qui absorboit la nourriture de la mere, n'y est plus. Les eaux, les membranes & le placenta ne prennent plus la ſubſtance de la mere, pour ſe nourrir & croître. La lymphe, qui étoit retenue dans le tiſſu des parois de la matrice, eſt réſorbée & portée en très-peu de temps dans la maſſe du ſang.

De pareils changemens ne ſeroient-ils donc pas ſuffiſans pour rendre raiſon des maladies puerpérales, ſans accuſer la plus innocente & la plus douce de toutes les humeurs telle qu'eſt le lait ?

Que l'on cherche donc à prévenir ces maladies & les guérir, ou à rendre leur marche moins fâcheuſe, en ayant attention, non pas au lait, mais à l'état des ſolides & des fluides de tout le corps, à la maniere de vivre, aux cauſes extérieures, aux changemens auxquels le corps eſt expoſé dans la groſſeſſe, pendant & après l'accouchement, à l'endroit que ces malades habitent, & à l'air qu'elles reſpirent, à la ſaiſon, au temps, au tempérament & à l'âge de la malade, aux maladies qu'elle a eues précédemment & auxquelles elle eſt plus aiſément ſujette ; aux maladies, enfin, endémiques, épidémiques ou contagieuſes qui peuvent régner, &c. &c.

DE L'ABSORBTION

Des substances appliquées à la surface du corps.

LEs vaisseaux lymphatiques de la peau absorbent différentes substances appliquées extérieurement. *Bereuger de Carpi*, est le premier qui ait introduit par cette voie, le mercure uni à une substance grasse. J'ai vu employer avec succès du sublimé corrosif uni à des corps gras frottés aux plantes des pieds, méthode proposée & pratiquée par *M. Cirillo* de Naples & autres ; j'ai vu guérir une jeune fille qui avoit depuis quelque temps des ulceres vénériens, primitifs aux parties de la génération, & des secondaires au front ; elle avoit encore des nodus vénériens aux extrémités, & des douleurs nocturnes : le traitement étoit dirigé par *M. Carminati*, professeur de médecine dans cette université.

M. HUNTER dit avoir guéri des personnes affectées de la maladie vénérienne, en unissant de mercure doux au liniment volatil dont il frottoit la peau ; les personnes employées à éteindre le mercure avec des corps gras, pour en faire l'onguent mercuriel éprouvent quelquefois les mêmes effets que ceux qui passent par le remede.

LES fréquentes paralysies & les coliques des peintres prouvent aussi que les chaux métalliques sont absorbées par les vaisseaux lymphatiques, quelquefois les préparations mercurielles ou pulvérisées, ou unies à des corps gras, appliquées au cuir chevelu pour guérir une maladie locale ou détruire différens insectes, ont fait enfler les glandes du cou, & les parties internes de la bouche ; & quelquefois elles ont causé une salivation aussi abondante & fœtide que celle qui est souvent excitée par les frictions mercurielles. Il n'y a donc aucun doute que ces préparations mercurielles n'aient été absorbées pas les vaisseaux lymphatiques entassés. Il paroît aussi que l'on doit attribuer à l'absorbtion des particules de fer ou d'autres substances, les avantages que l'on obtient par l'application des boues martiales sur des parties paralytiques, ou affectées d'autres maladies.

L'EAU des bains pénetre le tiffu de de la peau, & les vaiffeaux lymphatiques entamés en abforbent une partie; d'où il réfulte que le poids du corps augmente après le bain, & que les urines font plus abondantes. L'on voit arriver la même chofe lorfque l'on s'enveloppe dans des linges ou dans des vétemens trempés dans l'eau de la mer; méthode que l'on emploie lorfque l'eau douce vient à manquer dans un navire, pour calmer la foif & prévenir les maladies que l'on éprouveroit fans cela, & qui augmenteroient en buvant de cette eau. Les avantages que l'on dit avoir obtenus par une femblable pratique, prouvent qu'une partie de l'eau eft abforbée par les vaiffeaux lymphatiques de la peau & portée dans le torrent de la circulation, fans que les fels qui y font diffous pénetrent en affez grande quantité, pour produire les mêmes effets que l'eau de la mer bue immédiatement.

IL y a des exemples de guérifons de fievres intermittentes par l'ufage des bains préparés avec une décoction de quinquina; l'on cite auffi de pareilles guérifons obtenues par l'application de la poudre de quinquina à la furface du corps. Enfin, on rapporte que dans différentes parties de l'Amérique, l'on guérit les fievres intermittentes qui attaquent les enfans, en mettant une couche de quinquina en poudre entre leurs vêtemens.

Lorsque l'on frotte les plantes des pieds ou quelques autres parties du corps recouvertes de la peau avec des substances odorantes, on communique à différentes humeurs, & à diverses autres parties du corps, l'odeur de ces substances. Telle est l'odeur des huiles essentielles & de différens baumes, celle du soufre, de l'ail, de l'assa fœtida.

Il y a des exemples que, quelque temps après l'application de la ciguë verte sur le bas-ventre, on en a senti le goût dans la bouche, en appliquant de la coloquinte sur la région de l'estomac; non-seulement le goût de cette substance se fait sentir à la bouche, mais elle provoque aussi le vomissement. Les huiles exprimées, & la partie la plus pemécable des substances grasses sont aussi absorbées; c'est pour cela que dans les douleurs inflammatoires, comme dans le point de côté, on a recommandé & on recommande encore des frictions ſur la partie douloureuſe, faites avec quelques onguens émolliens & relâchans, ou avec des corps gras & huileux, afin de diminuer l'irritation & la tenſion de la partie enflammée & douloureuſe. Si quelquefois ces remedes ont été utiles, & s'ils ont diminué la douleur, c'eſt en relâchant les parties irritées, tendues & enflammées; c'eſt par la même raiſon que les cataplaſmes, les fomentations émollientes & les bains tiedes, produiſent les mêmes effets. On ne peut pas dire que ces derniers bouchent les pores de la peau, & diminuent la tranſpiration, ce qu'on a reproché aux onguens & aux corps gras.

Les gladiateurs & les athletes, avant de paroître ſur l'arene, ſe frottoient la poitrine & tout le corps avec des baumes & des ſubſtances huileuſes & aromatiques, qui, abſorbées en partie, ſervoient à leur donner plus de force. Par la même raiſon on recommande encore à préſent des frictions faites avec de ſemblables ſubſtanees, non pas pour rendre plus forts nos guerries; tel uſage a été tout-à-fait oublié, cependant il en reſte encore quelques veſtiges en Angleterre. On voit chez ces peuples, dans les combats à coup de poings, qui sont très-fréquens parmi la populace, les combattans être séparés par leurs amis : lorsqu'ils commencent à être fatigués, & pour réparer leurs forces & les mettre en état de recommencer, ils leur frottent la poitrine & la figure avec des liqueurs spiritueuses & aromatiques ; & ils les excitent à un nouveau combat qui devient souvent plus cruel que le premier, & qui ne cesse que lorsqu'un des deux s'avoue absolument vaincu. Mais revenons aux frictions aromatiques. Les médecins d'aujourd'hui les recommandent aux paralytiques ou à ceux qui, à la suite de quelque maladie, ont perdu l'usage d'une ou de plusieurs parties du corps. Dans ce cas, on fait des frictions avec des huiles essentielles, avec de l'esprit de vin simple ou uni à du camphre. On fait appliquer aussi sur ces parties de la poudre de cantharides ou autres substances de ce genre, qui absorbées en partie, redonnent aux nerfs & aux fibres musculaires, leur force premiere.

DANS ces maladies chroniques, on a recommandé aussi les bains chauds ou la douche préparés avec l'infusion des plantes aromatiques, ou avec des eaux minérales ; on a recommandé les vapeurs de l'eſprit de vin enflammé, allumé ; on a conſeillé encore de plonger ces parties dans du marc de raiſin après la premiere fermentation vineuſe : (d'autres conſeillent d'introduire la partie paralytique dans la gorge, ou dans les entrailles de différens animaux nouvellement tués.) L'expériences a confirmé l'utilité de pareils moyens dans quelques circonſtances. Les médecins ont attribué la guériſon de ces maladies au ſtimulus fait à la peau & à l'abſorbtion qui ſe fait de ces ſubſtances qui, pénétrant peu à peu l'intérieur de la partie malade, lui a rendu ſon ton & ſon action primitive.

DANS la conſomption dorſale, on a propoſé des frictions de ſubſtances animales volatiles, & même la ſemence des animaux priſe immédiatement auſſitôt après qu'ils ont été tués, dans le deſſein de corroborer le malade, en introduiſant dans ſon corps une liqueur animaliſante (s'il m'eſt permis de l'appeller ainſi).

IL ſemble ainſi que l'on doit attribuer en partie à l'abſorbtion des vapeurs du vinaigre, les avantages qui quelquefois résultent des linges trempés dans cette liqueur, appliqués soit à la tête, soit aux jambes, soit aux bras, dans les douleurs de tête, dans la phrénésie, & dans les fievres qui sont accompagnées de beaucoup de chaleur à la peau; méthode que j'ai vu pratiquer utilement dans l'hôpital de Pavie, lorsque je suivois la visite journaliere que *M. Tissot* faisoit dans la salle clinique de cette université.

L'ÉTÉ dernier étant chargé par *M. Bourru*, médecin de la faculté de Paris, de voir une partie de ses malades, j'en ai trouvé plusieurs attaqués de fievre de mauvaise nature, accompagnés de beaucoup de chaleur à la peau, où il paroissoit des éruptions petechiales; parmi le remede que la nature indiquoit & dont les forces du malade permettoient de faire usage, je recommandois de pareilles applications ou lotions d'eau & de vinaigre dégourdi, plusieurs fois par jour; mais particuliérement lorsque la chaleur augmentoit, les malades s'en trouvoient ordinairement soulagés. En Angleterre & ailleurs, dans pareils cas, on applique à la peau de l'eau très-froide, de la neige & même de la glace; mais revenons aux vapeurs du vinaigre.

QUOIQU'IL ſoit vraiſemblable que l'abſorbtion de ces vapeurs puiſſe être utile dans ces maladies, cependant on pourroit attribuer le ſuccès à l'action de l'humidité, & du moins de la chaleur appliquée à la ſurface du corps où la peau eſt ſéche & brulante. L'action du froid eſt de diminuer la chaleur; & lorſque cette chaleur eſt diminuée, l'action du cœur & des vaiſſeaux diminue auſſi (en appliquant des corps froids ou moins chauds & humides ſur la peau lorſqu'elle eſt brûlante, la chaleur ſera diminuée dans cette partie): alors les vaiſſeaux entaſſés agiront avec moins de force, & ſeront plus relâchés & laiſſeront un paſſage plus facile au ſang, à l'humeur de la tranſpiration & à la matiere d'une maladie éruptive: l'on voit la vérité de cette théorie. Dans la petite vérole, par exemple, lorſque la chaleur & l'action du cœur & des vaiſſeaux ſont trop augmentés, pour faciliter l'éruption de ces puſtules, il faut diminuer cette action, & loin de preſcrire des ſudorifiques, on a recours aux antiphlogiſtiques, en un mot, à tout ce qui peut diminuer l'action des solides, mais principalement celle des vaisseaux entassés.

QUOIQU'IL ne soit pas encore décidé si les vaisseaux lymphatiques de la peau absorbent de l'air athmosphérique, ni si pour une telle absorbtion, il existe un autre système de vaisseaux pneumatiques, l'analogie cependant en pourroit faire concevoir l'existence ou la possibilité; les plantes absorbent de l'air, & les organes destinés à cette absorption sont appellés trachées. Le système des vaisseaux lymphatiques a été long-temps inconnu: pourquoi ne pourroit-il pas y avoir encore un système pneumatique?

L'AIR athmosphérique inspiré par les oiseaux passe par des routes particulieres pour s'insinuer dans différentes parties du corps, & dans les cavités des os & des plumes, comme *MM. Camper & Hunter* l'ont prouvé, & comme je l'ai vu dans les expériences qu'a répétées à ce sujet *M. Ghirarde*, célebre professeur d'anatomie à Parme.

L'HOMME & les animaux qui ont le sang chaud dans chaque inspiration, reçoivent dans tous leurs poumons, une quantité d'air athmosphérique plus ou moins grande, selon la dilatation du thorax,

L'AIR qui ſort du poumon, n'a point les mêmes qualités qu'il avoit avant que d'y entrer. De-là on peut conclure que l'air athmoſphérique laiſſe dans les poumons quelques principes, & qu'il en abſorbe d'autres; d'où il réſulte des compoſitions ou des décompoſitions.

LES partiſans du phlogiſtique, ont cru que le ſang contenoit une trop grande quantité de ce principe, & que par l'affinité qu'il a avec l'air déphlogiſtiqué, il s'uniſſoit à cette quantité d'air déphlogiſtiqué que l'on inſpire avec l'air athmoſphérique, & que par ce moyen, le corps ſe débarraſſoit d'un principe meurtrier, lorſqu'il étoit accumulé en trop grande quantité.

M. FOURCROY, dans le premier volume de la ſeconde édition des *Elémens d'Hiſtoire Naturelle & de Chymie*, imprimée en 4 volumes, l'année 1786, à la page 193, dit: la reſpiration eſt un phénomene analogue à la combuſtion; comme cette derniere, elle décompoſe l'air, elle ne peut ſe faire qu'en raiſon de l'air pur ou vital contenu dans l'athmoſphere, lorſque tout cet air eſt détruit. Les animaux paſſent dans la mofette qui en eſt le réſidu. C'eſt une combustion lente dans laquelle la matiere du feu, soit qu'elle abandonne l'air pur comme le pense *M. Lavoisier*, soit qu'elle le dégage des humeurs animales, comme elle le fait des corps combustibles dans la théorie de *Macquer*, ne paroît point sous l'aspect brillant de la flamme, mais entre, à ce qu'il paroît, dans une nouvelle combinaison qui produit de la chaleur. *M. Sage* croit que lorsque l'air entre dans les poumons, il communique au sang une quantité de phlogistique, qui, uni à l'acide phosphorique, forme la chaleur de l'animal. *M. Crawfort* voyant que l'air athmosphérique contenoit une quantité plus grande de chaleur absolue que l'air qu'on respire, croit qu'une partie de la chaleur de l'air athmosphérique passe dans le sang, excite le mouvement du cœur & des arteres, conserve ou rappelle la vie.

M. Darcet reconnoît avec tout le monde, une partie d'air pur dans l'air athmosphérique, & il croit que l'air athmosphérique se décompose dans les poumons; d'où il résulte une nouvelle combinaison qui a des qualités particulieres. L'air méphitique qui s'exhale des poumons, s'unit à une partie d'air pur inſpiré, & ſort des poumons dans l'expiration & délivre ainſi le corps d'un principe meurtrier. La partie de l'air pur ſurabondante, ou celle qui n'eſt pas ſaturée par l'air méphitique qui s'exhale des poumons eſt abſorbée, & s'uniſſant aux ſang, le viviſie & ſert de *pabulum vitæ* au corps animé, de la même maniere qu'il ſert de *pabulum flammæ* aux corps combuſtibles. Quoi qu'il en ſoit de toutes ces opinions, il eſt certain que les poumons abſorbent de l'air athmoſphérique, un principe vital que les anciens ont connu ſous le nom de *pabulum vitæ*.

Il ſe peut que ce principe ſoit la vapeur élaſtique du chevalier *Roſé*, qui, ſelon ce profeſſeur, eſt unie au ſang artériel, & qui prenant différentes modifications produit pluſieurs phénomenes que l'on ne peut pas expliquer dans les autres hypotheſes.

Les perſonnes qui travaillent aux mines & tout ceux qui ſont obligés à demeurer dans des endroits où l'air eſt infecté de la vapeur de l'arſenic, du plomb, ou d'autres ſubſtances de cette nature, en ſont ſouvent la victime; ce qui prouve que ces ſubſtances ennemies de la vie, réduites en vapeurs, ſont insensiblement absorbées, & détruisent peu à peu la santé. Cette absorbtion est encore prouvée par le bon effet que l'on obtient des fumigations mercurielles dans quelques ulceres vénériens.

NON-SEULEMENT les vapeurs des métaux répandues dans l'air athmosphérique sont absorbées insensiblement, mais celles qui s'exhalent des substances, soit animales, soit végetales, le sont également de ces substances : il y en a d'utiles & d'autres pernicieuses à la santé.

MONRO le jeune, observant que la peste attaque plus souvent les glandes de la face & du cou, que celles des hanches & des extrémités inférieures, dit que cela peut dépendre de ce que ces parties sont plus exposées au contact de l'air : d'après cela il avance que lorsque cette maladie regne, il seroit utile d'avoir le corps bien couvert pour empêcher le contact des particules pestilentielles, & il croit que les onctions faites sur tout le corps devroient diminuer le danger ; il dit encore que la matiere contagieuse de la petite vérole qui est dispersée dans l'air, entre dans les poumons & dans les premieres voies, & qu'étant retenue dans ces parties, elle y cause des inflammations & des affections très-dangereuſes; & qu'au contraire, dans l'inoculation, ce virus étant appliqué à la peau, où cette maladie paroît avoir ſon ſiege, il eſt rare qu'elle attaque des organes plus nobles. C'eſt d'après ce principe qu'on a pratiqué l'inoculation de la rougeole, maladie qui attaque les poumons, & qui ſouvent eſt la cauſe d'une péripneumonie mortelle ou d'une phthiſie conſécutive.

L'HUMEUR de la tranſpiration inſenſible des corps animés, peut être abſorbée par les vaiſſeaux du même animal ou par ceux d'un autre. Il me ſemble que c'eſt à l'abſorbtion inſenſible de la vapeur très-animaliſée & élaſtique, ſelon le *chevalier Roſe*, qui s'exhale des chairs & autres parties des animaux nouvellement tués, que les bouchers doivent leur ſanté & leur embonpoint. J'ai vu près de Londres des endroits où on préparoit l'huile tirée de la graiſſe des baleines, quoique les nouveaux arrivés fuſſent affectés d'une odeur & d'une puanteur très-fortes & très-déſagréables; les ouvriers deſtinés à y travailler tous les jours, & pendant la chaleur la plus forte, ne ſouffroient point du tout; au contraire, ils jouiſſoient de la plus parfaite ſanté : de plus, ſi quelqu'un de ces ouvriers, avant d'entrer dans cet atte-lier, étoit pâle, maigre, maladif, & foible, peu à peu il acquéroit de belles couleurs, de l'embonpoint & des forces. Cela me paroît dépendre de l'abſorbtion de la vapeur huileuſe & animale qni s'évapore de la graiſſe de ces poiſſons par l'action du feu.

PLUSIEURS médecins recommandent d'introduire une extrémité paralytique dans la gorge, dans le bas-ventre d'un taureau, d'un cerf, ou de quelqu'autre animal nouvellement tué ; quelquefois les malades ſe trouvent ſoulagés, & acquierent de la ſenſibilité & de la force, dans la partie qui étoit auparavant paralyſée : c'eſt à la vapeur très-animaliſée & vivifiante qui s'exhale des parties externes contenues dans le bas-ventre de ces animaux encore chauds, que j'attribue la guériſon de ces maladies ; cette vapeur étant abſorbée inſenſiblement, excite peu à peu l'action des fibres muſculaires & nerveuſes de la partie malade, qui étoit dans un état d'inaction & de paralyſie.

SI l'on attribue des propriétés à la

vapeur qui s'exhale des parties de ces animaux, on peut de même en attribuer à la matiere tranſpirable qui forme une athmoſphere agréable autour d'une jeune femme dont la fraîcheur & le coloris annoncent une bonne ſanté. Dans cette athmoſphere, l'heureux vieillard trouvera une vapeur douce, agréable & légérement animaliſée, qui, étant abſorbée, donnera plus de force au cœur preſque épuiſé, & il continuera plus long-temps à ſe contracter, & à pouſſer le ſang le plus loin poſſible, quoique lentement & foiblement.

SI cette matiere, légérement animaliſée, eſt utile aux gens foibles & maladifs, & aux vieillards, il n'en eſt pas de même lorſqu'elle eſt trop animaliſée, & qu'elle eſt abſorbée par des perſonnes bien portantes, & ſur-tout par des enfans. Je ſuis perſuadé que la ſanté de ces derniers doit être dérangée, lorſqu'ils ſont obligés à vivre & à dormir avec des perſonnes qui ont une haleine fœtide, ou bien une tranſpiration très-forte, & d'une odeur déſagréable ; c'eſt pour cette raiſon qu'ordinairement les femmes qui ont les cheveux rouges, ſont conſidérées comme de mauvaiſes nourrices.

On a observé avec étonnement qu'il sortoit du corps de quelques personnes plus de fluide qu'il n'en étoit entré, & qu'en même-temps elles étoient attaquées d'anasarque ou d'hydropisie. On observe la même chose chez les personnes attaquées de diabetes.

De pareils exemples ne sont pas rares, & l'on en trouve aisément la solution dans l'absorbtion de l'humidité de l'athmosphere ; c'est pour cela que l'on a proposé d'enduire tout le corps de ces malades d'un vernis, ou de faire des frictions sur toute la surface du corps avec des huiles ou quelqu'autre corps gras qui bouchent les petits orifices de la peau ; par là on prévient une nouvelle absorbtion, & on facilite par ces frictions la résorbtion de cette partie de fluide qui est épanchée.

Les vaisseaux lymphatiques qui aboutissent aux parties qui ne sont pas couvertes de la vraie peau, absorbent avec beaucoup de facilité les substance que l'on y applique : les sucs des différentes substances nutritives sont absorbés par les vaisseaux lymphatiques de la bouche & des gros intestins. La conservation des malades qui ne peuvent pas être nourris autrement, prouve l'absorbtion de ces substances.

M. CLARE emploie une poudre dentifique antivénérienne, préparé avec le sublimé corrosif, le bol d'Arménie, & la crême de tartre; il assure qu'en frottant les gencives avec cette poudre, elle peut être absorbée & guérir la maladie vénérienne. J'ai vu guérir une ophtalmie vénérienne, en faisant rouler dans la bouche une légere dissolution de sublimé corrosif. J'ai connu aussi une personne qui fut guérie d'une douleur de tête périodique & opiniâtre par ce même remede, après avoir en essayé inutilement une infinité d'autres. *M. Clare* assure encore que la poudre de *James*, que l'extrait de *quinquina*, appliqués à la surface de la bouche, ont produit des sueurs & la suspension des accès de fievres intermittentes.

LES effets qui ont lieu après la morsure de la vipere, ou d'un chien enragé, après l'inoculation de la petite vérole, prouvent assez l'absorbtion d'une matiere hétérogene. Lorsque le pus d'un ulcere vénérien primitif est appliqué à la surface d'une partie du corps qui n'est pas recouverte de la peau, on observe ordinairement que le virus vénérien commence par attaquer la partie sur laquelle il a été appliqué ; étant ensuite absorbé peu à peu par les vaisseaux lymphatiques, il enflamme & ulcere les parties voisines, & sur-tout les glandes lymphatiques. La fréquence des bubons vénériens aux glandes inguinales, après un commerce impur, & ceux qui surviennent aux glandes axillaires, lorsqu'il existe quelque ulcere vénérien au sein, à la main ou au bras, sont des preuves convaincantes de cette absorbtion ; ainsi les papilles des mammelles de la nourrice sont affectées du vice vénérien, lorsque son nourriçon a des aphtes vénériens dans la bouche ; & si des ulceres de cette nature se trouvent au bourlet ou aux papilles des mammelles de la nourrice, son nourriçon, quoiqu'auparavant bien portant, sera bientôt attaqué de cette maladie. *M. Hunter* paroît convaincu du contraire. Voyez son ouvrage sur la maladie vénérienne. Il y a des exemples de chancres vénériens survenus à la langue & dans la bouche de ceux qui sans réflexion avoient avalé de l'eau ou du lait qui avoit servi à nettoyer des ulceres vénériens ; c'eſt la facilité de contracter cette maladie & autres contagieuſes, qui doit engager un anatomiſte à abandonner ſa diſſection : s'il a quelques parties de la main ou des doigts ulcérés, ſi en diſſéquant il vient à ſe bleſſer, il ne doit pas chercher à obtenir immédiatement la cicatrice de la plaie, crainte d'y retenir quelque virus ou quelques autres matieres hétérogenes, qui irritant la partie bleſſée pourroit cauſer des accidens graves, comme un très-grand nombre d'exemples le prouvent journellement. Le chirurgien, en traitant des parties affectées de la maladie vénérienne, doit examiner avec attention les doigts qui l'expoſent au contact immédiat des parties affectées, & voir ſi elles ne ſont pas ulcérées en quelque endroit. Cette précaution eſt très-néceſſaire aux accoucheurs, lorſqu'ils ſont obligés de procéder au toucher, ou de porter la main vers les parties de la génération pour faciliter ou terminer l'accouchement.

Les accoucheurs doivent auſſi prendre garde de ne pas ſe ſervir d'inſtrumens avec leſquels on a fait l'extraction du fœtus d'une femme affectée d'ulceres d'ulceres vénériens aux parties de la génération, sans qu'ils aient été auparavant nettoyés : cette précaution est très-nécessaire, particuliérement lorsque l'on fait usage d'un forceps recouvert de quelque peau fine, comme celui de *M. Smellic;* pour plus de sûreté l'on doit changer toujours cette couverture, tant pour la propreté, que pour se mettre à l'abri du danger d'inoculer la maladie vénérienne.

LES accoucheurs & autres personnes obligées ou exposées à faire de pareilles opérations, doivent bien prendre garde de ne pas porter des linges malpropres ou les doigts mal nettoyés sur des parties qui ne seroient pas recouvertes de la vraie peau, comme aux paupieres, mouvement très-fréquent, & qui, fait sans réflexion, pourroit causer un chancre, un ulcere, ou une ophtalmie vénérienne.

LES chirurgiens, des hôpitaux principalement, doivent bien prendre garde, après avoir traité des parties affectées de quelque maladie contagieuse, comme de la maladie vénérienne, de ne pas l'inoculer en ouvrant un abcès, ou en faisant une saignée ou quelqu'autre opération.

Lorsque les chirurgiens sont obligés de panser différens ulceres vénériens chez le même individu, où il y en auroit de primitifs & de secondaires, ou d'autres simples & accidentels, ils doivent prendre garde de ne pas porter sur les derniers les linges, les doigts ou les instrumens mouillés du pus des ulceres vénériens ; il en est de même des parties cancéreuses ulcérées, du pus de pareilles plaies & ulceres dont le pansement doit être soigneusement enlevé avec de la charpie. Elle sera souvent changée selon la quantité du pus, pour ne pas porter la même portion de charpie mouillée du pus ichoreux & contagieux sur toute la surface & les bords de la plaie. J'ai vu, d'après cette inadvertance, rendre une plaie cancéreuse dans toute son étendue, lorsqu'elle n'étoit telle que dans une partie.

Lorsque l'on emporte un chancre vénérien ou un cancer ulcéré des mamelles, on doit prendre garde de ne point porter les doigts dans la sanie contenue dans la partie malade, parce qu'en faisant la ligature de quelques vaisseaux artériels, ou en examinant la surface & les bords de la plaie, pour s'assurer s'il existe encore quelque portion de tissu cellulaire engorgé, on pourroit communiquer à ces parties la même maladie.

En pratiquant l'extirpation d'une partie de la levre supérieure, devenue cancéreuse, la matiere contenue dans la partie que l'on extirpe, étant pressée, pourroit s'écouler & entrer avec le sang dans l'intérieur des levres, dans la bouche, ou se porter sur les parties voisines, & y occasionner la meme maladie.

Tous les enfans à leur naissance ne sont pas couverts d'une nucosité particuliere; souvent elle peut leur être très-utile, en empêchant que le virus vénérien contenu dans des ulceres que la mere pourroit avoir gagnés quelque temps avant l'accouchement, ne touche pas immédiatement la peau de l'enfant qui est encore mouillée & absorbante. Dans ces cas & dans toute autre circonstance de maladie vénérienne, ou d'autre maladie contagieuſe exiſtante dans les parties de la génération, lorſque l'enfant eſt ſorti, un aſſiſtant doit le prendre ; ſi l'accoucheur eſt obligé de reſter auprès de la femme, ou bien qu'il ait porté les mains dans les parties affectées, cet aſſiſtant doit alors laver bien exactement tout le corps de l'enfant avec une légere diſſolution d'alkali.

Je crois auſſi que ce ſeroit une précaution très-utile dans ces cas d'injecter dans le vagin cette même ſolution alkaline qui, diſſolvant le mucus qui eſt mêlé au virus vénérien ou cancéreux, nettoiera les ulceres, & mettra l'enfant à l'abri des ſuites fâcheuſes qui quelquefois ont lieu.

Dans ces cas, ſi le chirurgien accoucheur, après la ſortie du fœtus, étoit obligé de porter la main dans la matrice, ſoit pour faciliter la ſortie du placenta, ſoit pour remettre en place la matrice, lorſqu'elle auroit été renverſée, ſoit pour faire la ligature d'un polype, il doit prendre toutes les précautions poſſibles pour ne pas appliquer du virus vénérien ou autre à la ſurface interne de la matrice, parce que les substances contagieuses pourroient être la cause d'un cancer dans la matrice, ou d'ulceres vénériens & contagieux; maladies qui trop souvent attaquent ce viscere & terminent les jours de ces malheureuses.

SI les parties du corps qui ne sont pas recouvertes de la vraie peau, absorbent avec autant de facilité des substances aussi hétérogenes & pernicieuses à la santé, il étoit bien juste qu'elles fussent également propres à absorber leurs antidotes.

M. Clare, chirurgien à Londres, a été le premier qui, dans la maladie vénérienne, ait pratiqué & recommandé des préparations mercurielles, salines, comme le calomelas bien préparé pour en faire des frictions aux gencives & dans l'intérieur de la bouche; il ne spécifie pas la dose de ces remedes pour chaque individu, parce qu'ils operent différemment, relativement aux tempéramens des malades, & aux différens degrés de sa maladie, il commence toujours par de petites doses, & il les augmente jusqu'à ce qu'il ait obtenu les effets qu'il deſire : en général, il fait prendre un demi-grain ou un grain de calomelas au bout du doigt humecté de ſalive, & il le fait frotter ſur l'intérieur des levres, des joues & aux environs de l'ouverture du conduit ſalivaire de la glande parotide; & il fait répéter cette opération trois ou quatre fois dans la journée, & il recommande de garder la ſalive pendant un certain temps, afin que le calomelas ſoit abſorbé en entier. *M. Cruikshauk* a écrit une lettre très-intéreſſante à *M. Clare* ſur cette nouvelle méthode d'introduire le mercure dans le corps, & il y a ajouté pluſieurs réflexions ſur l'abſorbtion en général. Ce profeſſeur, après avoir prouvé que le mercure doux frotté ſur les parties internes de la bouche peut être abſorbé, ces parties étant plus propres à abſorber que les autres ſur leſquelles on peut pratiquer des frictions, & ayant vu guérir pluſieurs perſonnes traitées par *M. Clare*, conclut que cette méthode doit être préférée aux autres; car le mercure étant abſorbé par les vaiſſeaux lymphatiques de la bouche, n'agira pas sur les parois de l'estomac, ni sur ceux des intestins comme, il arrive, lorsque l'on fait usage de la liqueur de Vansvieten, des pilules mercurielles & autres semblables préparations qui trop souvent sont suivies de coliques affreuses, de diarrhées colliquatives, & de foiblesses d'estomac très-opiniâtres, & quelquefois incurables; il prouve aussi que cette méthode est moins fatiguante que les frictions ordinaires, que le mercure dissous & uni à la salive est absorbé plus facilement que lorsqu'il est uni à des substances graisseuses, & qu'introduit de cette maniere, il excite plus facilement le degré de stimulus nécessaire pour déraciner le virus vénérien.

Le *docteur Hunter* n'a pas désapprouvé cette méthode d'introduire le mercure dans le corps, comme on peut le voir par la lettre suivante que ce professeur a écrite à *M. Clare.*

« La surface interne du corps n'est
» pas moins absorbante que l'externe:
» il n'y a pas de doute que l'absorb-
» tion n'ait lieu dans la partie interne
» de la bouche, du prépuce, des le-

» vres, &c. & une poudre quelconque » très-fine, capable d'être abſorbée, le » ſera ſans doute plus promptement, lorſ- » qu'elle ſera unie aux fluides aqueux ; » tandis que mêlée avec de l'huile & » appliquée à des ſurfaces humides, » il eſt à préſumer qu'elle ſera plus » difficilement abſorbée : il eſt égale- » ment très-probable que quand le calo- » melas eſt frotté ſur la ſurface de la » bouche, & qu'il entre dans l'eſtomac, » il y eſt porté ſi graduellement, il y eſt » répandu ſur une ſurface ſi étendue, » qu'il ſtimulera beaucoup moins les pre- » mieres voies. Les perſonnes qui ont » l'eſtomac & les inteſtins très-délicats, » peuvent en conſéquence ſupporter le » mercure de cette maniere, beaucoup » mieux que lorſqu'il eſt donné en » pilules ou en bols, &c. »

SI les parties bleſſées, ulcérées, ou celles qui ne ſont pas recouvertes de la vraie peau, abſorbent avec autant de facilité les venins & leurs antidotes, il eſt évident qu'il faut appliquer tout de ſuite les antidotes & les ſpécifiques aux mêmes parties auxquelles les virus ont été appliqués ; ils pourroient être encore retenus dans la partie affectée, ou dans les glandes, ou dans les parties voisines; alors leur antidote étant porté aux mêmes parties & par les mêmes vaisseaux que les virus, on pourroit parvenir à détruire tout-à-fait, ou changer leur nature & empêcher ainsi leurs effets.

Un libertin n'a eu pendant un grand nombre d'années d'autre moyen prophilactique contre la maladie vénérienne, que l'usage du mercure doux, dont il prenoit une petite dose, qu'il unissoit avec de la salive dans la paume de sa main. Il faisoit de cette matiere une espece de pommade avec laquelle il se frottoit le gland, le prépuce & toute la verge avant que d'avoir affaire avec les complices de ses débauches: à l'abri de cette égide, il satisfit ses appétits déréglés, sans y avoir jamais trouvé de sujet physique de regret. Je ne connois pas de véritables préservatifs de la maladie vénérienne; mais je ne crois pas inutile, après un commerce impur ou suspect, de laver les parties externes de la génération, d'injecter dans l'uretre ou dans le vagin quelque liqueur antivénérienne, comme une légere dissolution de sublimé corrosif, de mercure doux ou autres remedes semblables, pour changer ou détruire la nature du virus vénérien, avant qu'il excite une chaudepisse, des ulceres, des chancres, des bubons, &c.

Il me semble donc que lorsque ces affections se manifestent, & que la maladie est encore locale, que l'on pourroit en prévenir les effets ou empêcher plus aisément les progrès, en appliquant aux parties qui ont absorbé le virus des préparations antivénériennes qui, absorbées par les mêmes vaisseaux, & portées aux mêmes parties que le virus, parviendroient plutôt à changer sa nature virulente, que si elles étoient introduites par des voies moins directes.

On observe que la salive du chien enragé, le venin de la vipere, le virus de la petite vérole & autres semblables, n'agissent & ne se développent pas immédiatement après qu'ils ont été appliqués à des parties blessées ou ulcérées : d'où il suit que l'on pourroit empêcher leur action en changeant leur nature avant qu'ils commencent à agir, ou en prévenant leurs absorbtions. On pourroit changer la nature de ces substances en administrant les antidotes, lorsqu'ils sont connus, & en les appliquant aux mêmes parties qui ont absorbé le virus.

On pourroit plus sûrement prévenir leur absorbtion, moyennant les ligatures faites au dessus de la partie affectée, en appliquant des caustiques, le cautere actuel ou le cautere potentiel, ou en emportant la partie ou sa surface.

M. Leroux a donné un mémoire intéressant sur les moyens de prévenir l'absorbtion du virus hydrophobique. Voyez *Mémoire de la Société royale de médecine, ann. 1783, pag. 1ere.* Ce chirurgien prescrit de cautériser avec le beurre d'antimoine les plaies faites par l'animal enragé. *M. Sabatier* a lu à l'Académie des sciences, en 1784, un mémoire dans lequel il faisoit voir les avantages qu'il avoit retirés dans les morsures du chien enragé, de l'application du cautere actuel; maintenant il emploie le cautere potentiel, le beurre d'antimoine. *M. Fontana*, après un très-grand nombre d'expérences, s'eſt aſſuré que la morſure d'une vipere commune ne ſuffit pas pour tuer un homme ; mais qu'il n'en eſt pas de même chez certains animaux. Les ligatures, les ſcarifications, la deſtruction de la partie, & plus ſûrement l'amputation faite peu de minutes après la morſure, ſont les meilleurs préſervatifs des effets meurtriers de ce venin, ainſi que des autres : juſqu'à ce que l'on ait découvert des ſpécifiques pour changer la nature de ces virus avant qu'ils ſoient abſorbés & mis en action, il faudra avoir recours à ce moyen.

FIN.

TABLE
DES MATIERES.

Fin de la Table.

APPROBATION.

J'AI lu, par ordre de Monseigneur le Garde des Sceaux, un manuscrit, qui a pour titre : *Essai médical sur les Vaisseaux lymphatiques, par M. ASSALINI.* Cet Ouvrage offre un précis bien fait de ce qui a été écrit de plus exact & de plus utile sur les glandes & les vaisseaux lymphatiques, leurs structure, positions, distributions, usages & affections maladives; objets difficiles à traiter, & qui ne sont pas assez connus. L'Auteur y a joint des apperçus, des rapports, des jugemens qui peuvent devenir de la plus grande utilité dans la pratique de l'Art de guérir, tant pour mieux connoître les causes de plusieurs maux, que pour traiter ceux-ci plus heureusement, en indiquant de mauvais procédés à éviter, & de meilleurs moyens à employer. L'Ouvrage, quoique de peu d'étendue, montre dans son jeune Auteur des connoissances physiques, anatomiques, médicales & chirurgicales, à un degré distingué : il les met en usage avec une sagacité & un jugement qui doivent lui faire espérer des succès dans la théorie & la pratique de la Chirurgie & de la Médecine. On n'y trouve rien qui doive en empêcher l'impression.

Fait à Paris, ce 1er. avril 1786.

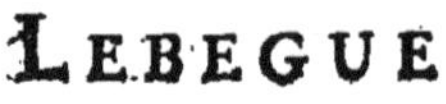
LEBEGUE DE PRESLE.

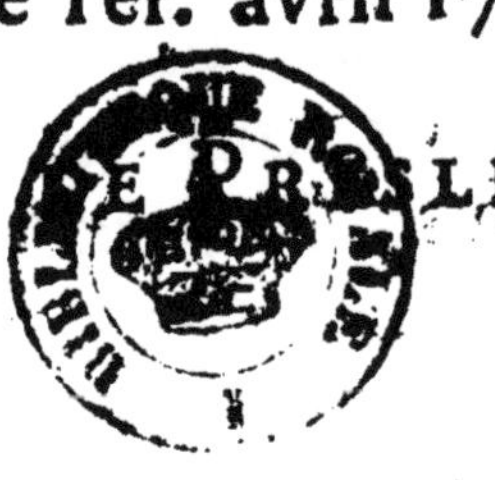

www.ingramcontent.com/pod-product-compliance
Ingram Content Group UK Ltd.
Pitfield, Milton Keynes, MK11 3LW, UK
UKHW021151260726
13994UKWH00001B/389